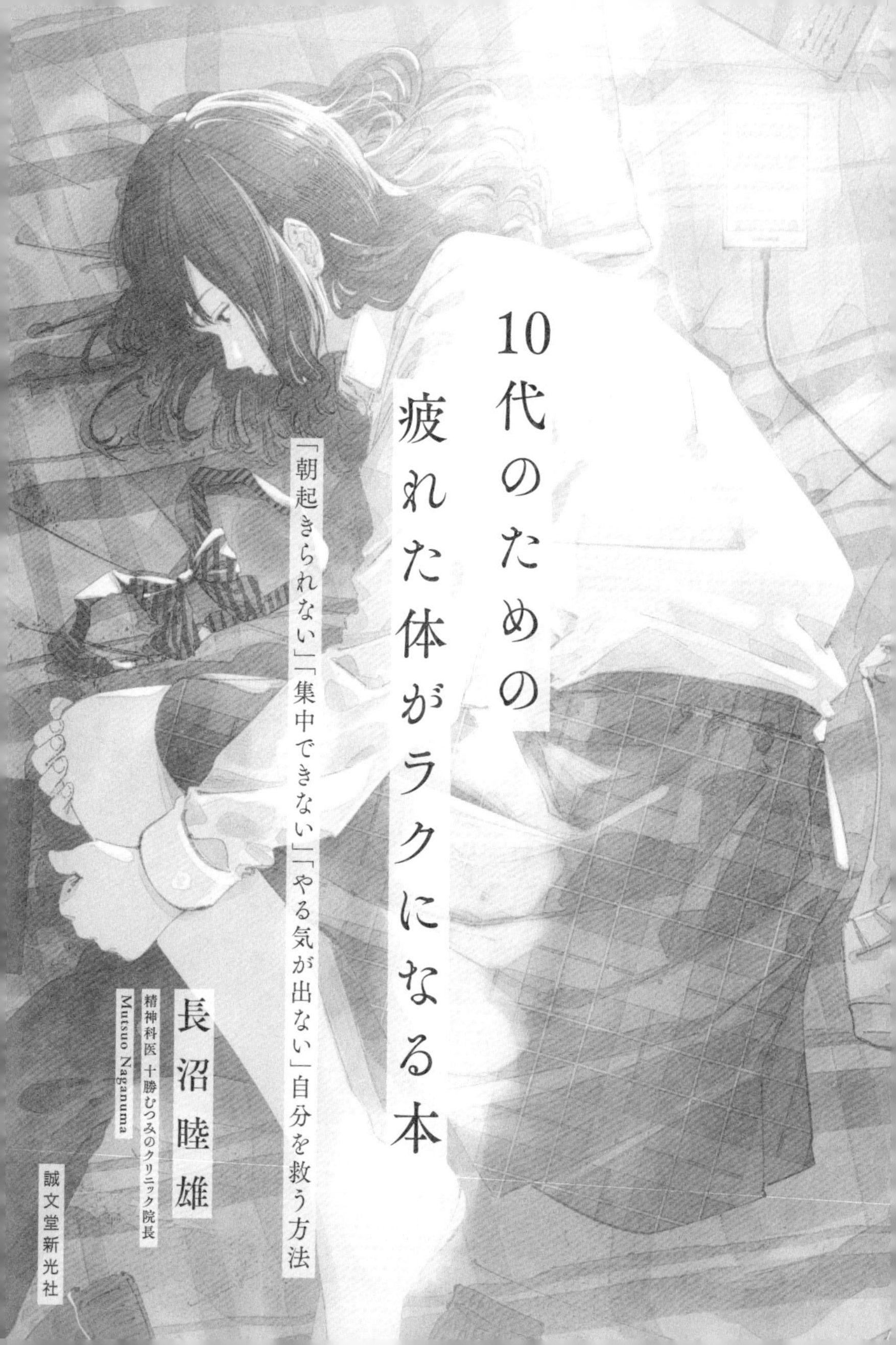

10代のための疲れた体がラクになる本

「朝起きられない」「集中できない」「やる気が出ない」自分を救う方法

長沼睦雄
精神科医 十勝むつみのクリニック院長
Mutsuo Naganuma

誠文堂新光社

Ⓐ 朝、体調が悪くて起きられない

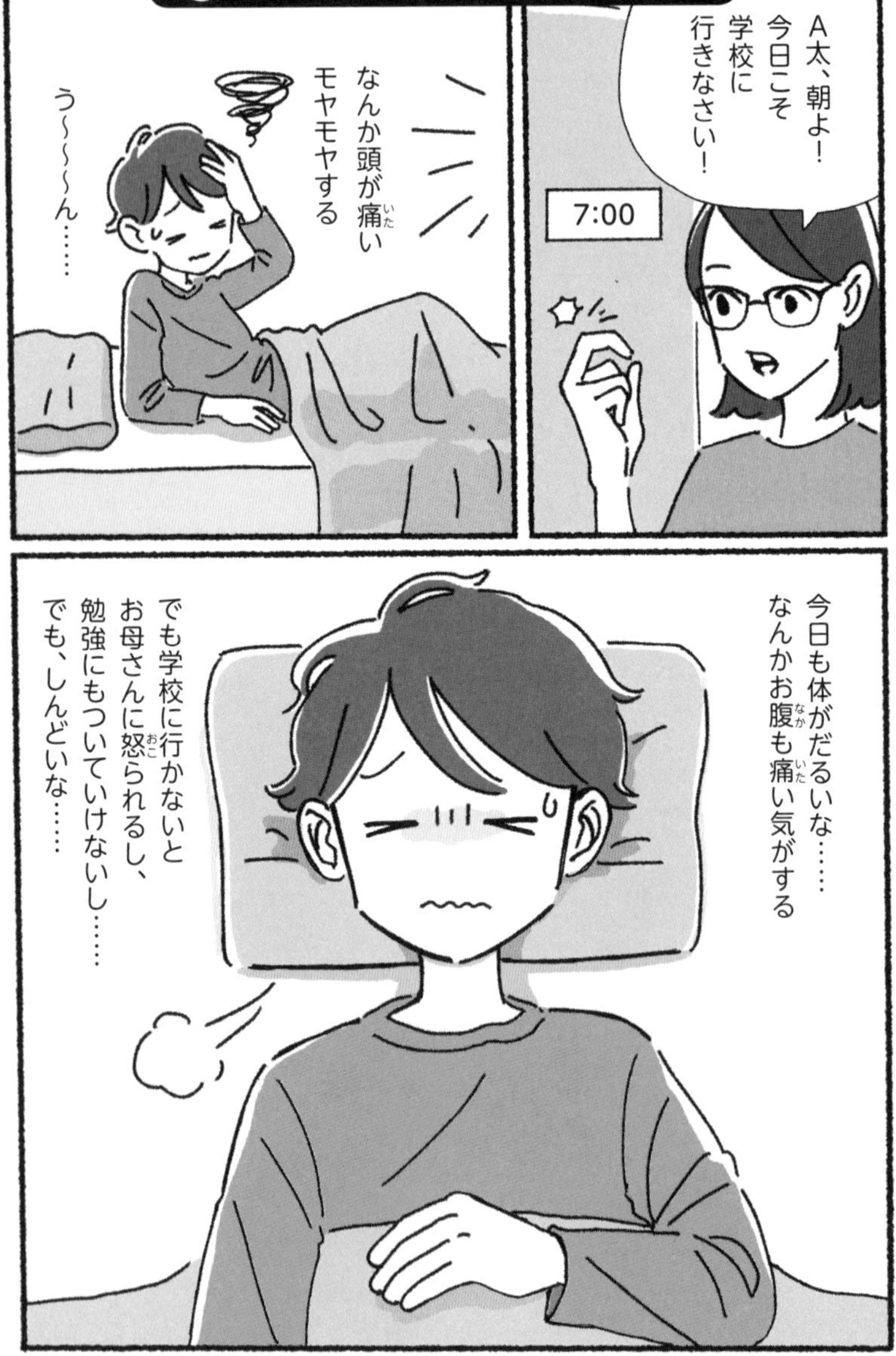

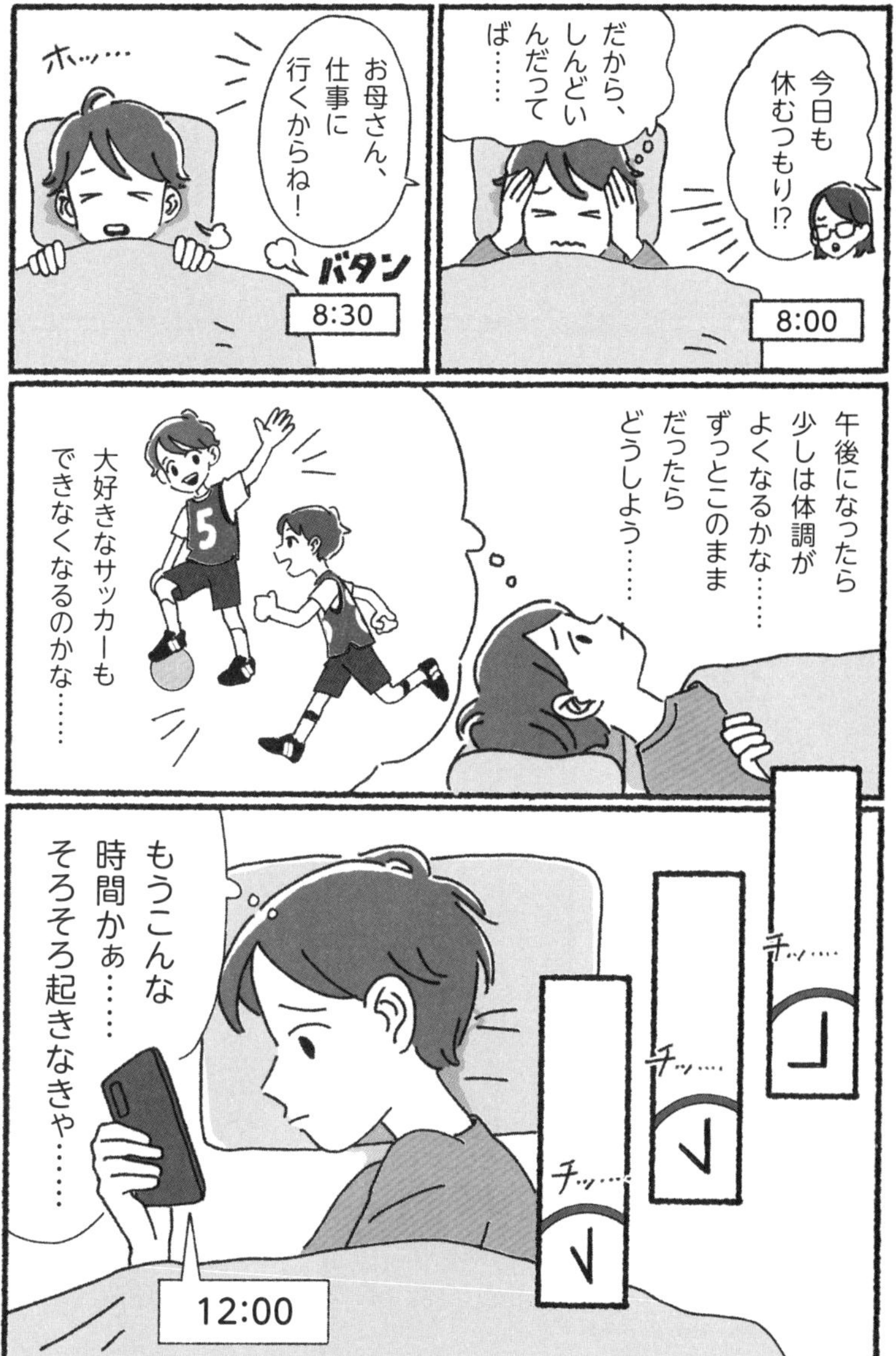
今日も休むつもり!?
だから、しんどいんだってば……
8:00
お母さん、仕事に行くからね!
バタン
ホッ…
8:30
午後になったら少しは体調がよくなるかな……ずっとこのままだったらどうしよう……
大好きなサッカーもできなくなるのかな……
チッ…
チッ…
チッ…
もうこんな時間かぁ……そろそろ起きなきゃ……
12:00

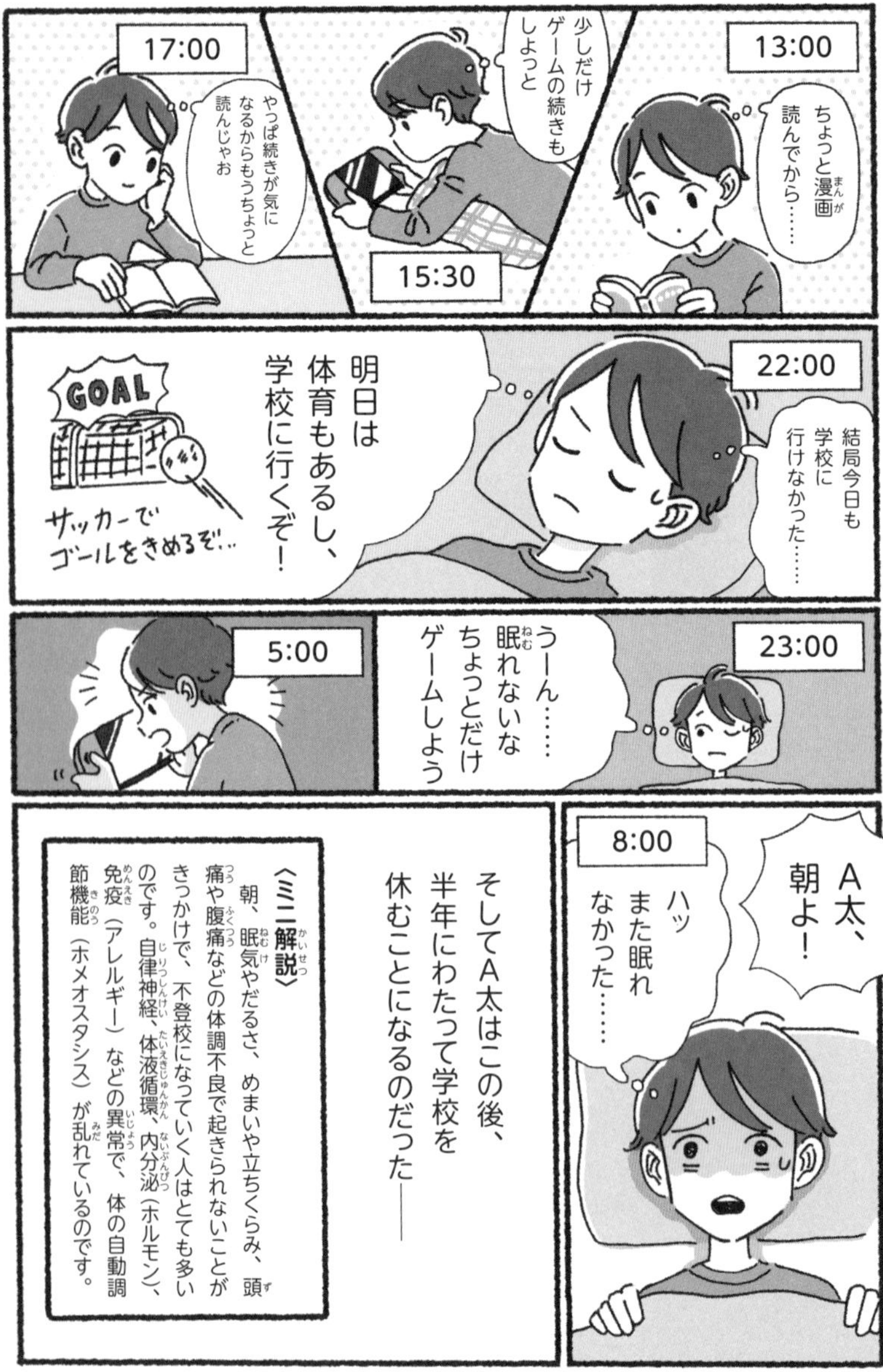
13:00
ちょっと漫画《まんが》読んでから……
少しだけゲームの続きもしよっと
15:30
17:00
やっぱ続きが気になるからもうちょっと読んじゃお
22:00
結局今日も学校に行けなかった……
明日は体育もあるし、学校に行くぞ！
GOAL
サッカーでゴールをきめるぞ…
23:00
うーん……眠《ねむ》れないなちょっとだけゲームしよう
5:00
8:00
A太、朝よ！
ハッ
また眠れなかった……
そしてA太はこの後、半年にわたって学校を休むことになるのだった――
〈ミニ解説《かいせつ》〉
朝、眠気《ねむけ》やだるさ、めまいや立ちくらみ、頭《ず》痛《つう》や腹痛《ふくつう》などの体調不良で起きられないことがきっかけで、不登校になっていく人はとても多いのです。自律神経《じりつしんけい》、体液循環《たいえきじゅんかん》、内分泌《ないぶんぴつ》（ホルモン）、免疫《めんえき》（アレルギー）などの異常《いじょう》で、体の自動調節機能《きのう》（ホメオスタシス）が乱《みだ》れているのです。

Ⓑ 学校が疲《つか》れる、毎日がしんどい

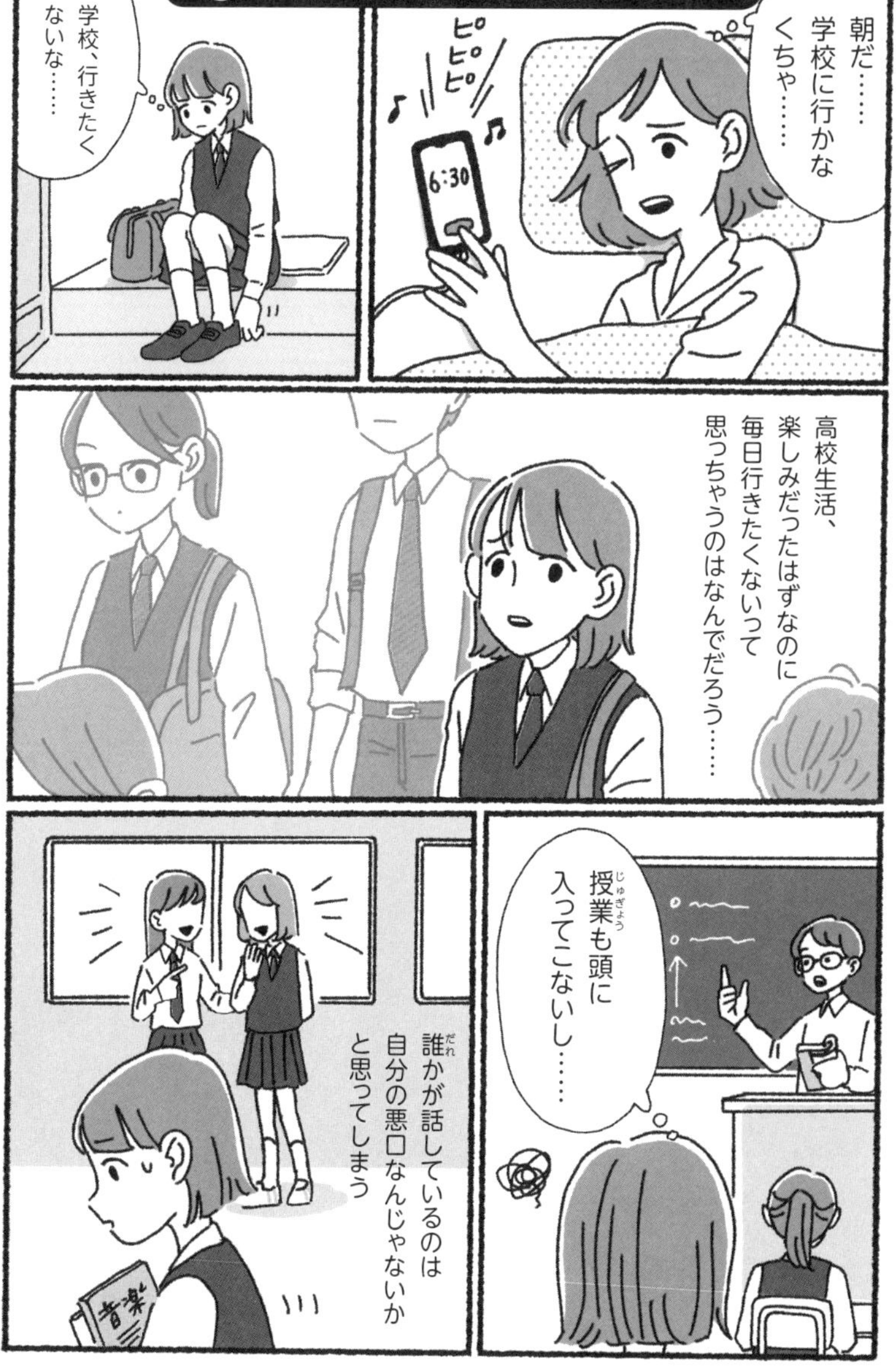
ピピピ
朝だ……学校に行かなくちゃ……
学校、行きたくないな……
高校生活、楽しみだったはずなのに毎日行きたくないって思っちゃうのはなんでだろう……
授業《じゅぎょう》も頭に入ってこないし……
誰《だれ》かが話しているのは自分の悪口なんじゃないかと思ってしまう
音楽

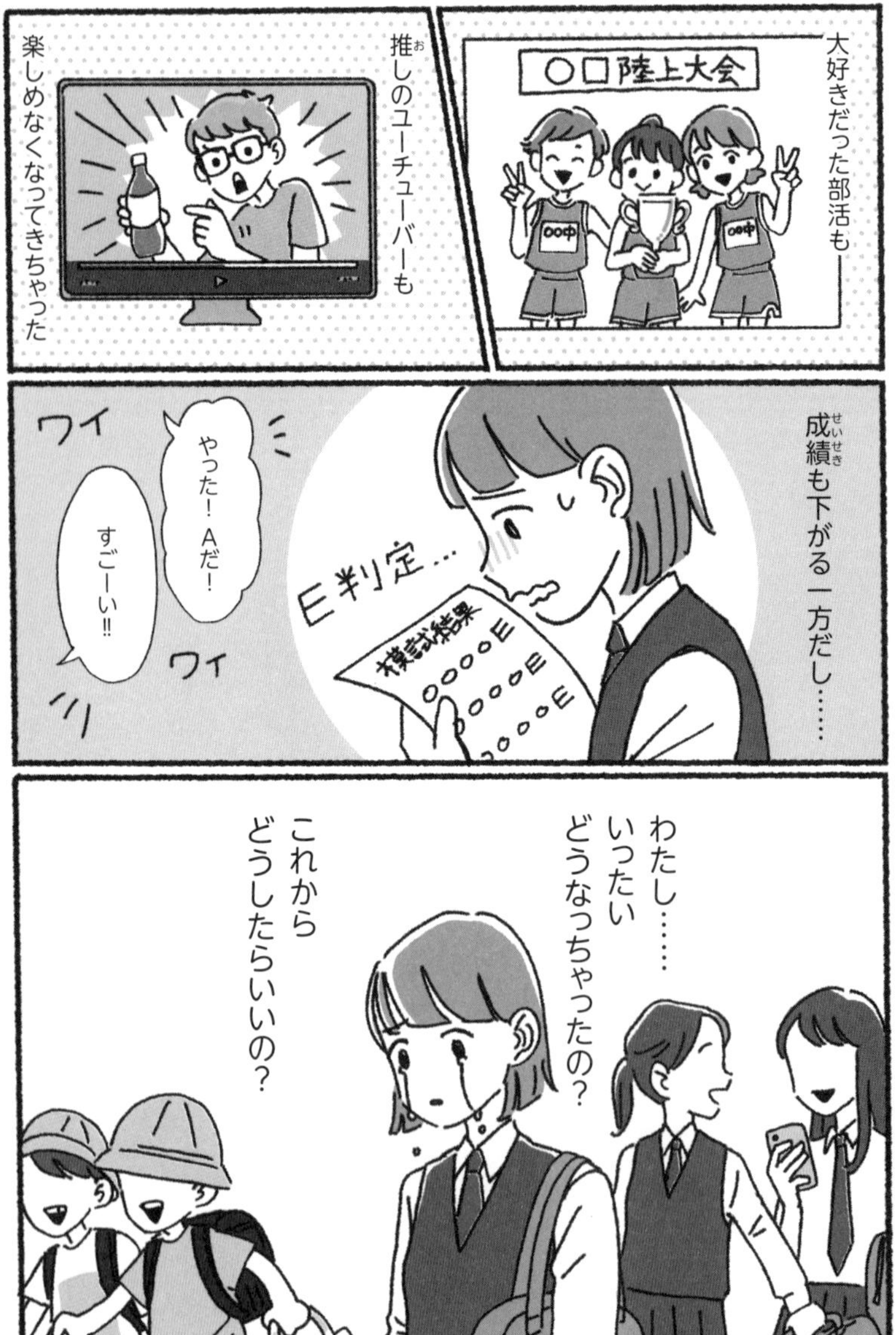
大好きだった部活も
○□陸上大会
○○中
推《お》しのユーチューバーも
楽しめなくなってきちゃった
成績《せいせき》も下がる一方だし……
E判定…
模試結果
○○○○E
やった！Aだ！
すごーい‼
ワイ
ワィ
わたし……
いったい
どうなっちゃったの？
これから
どうしたらいいの？

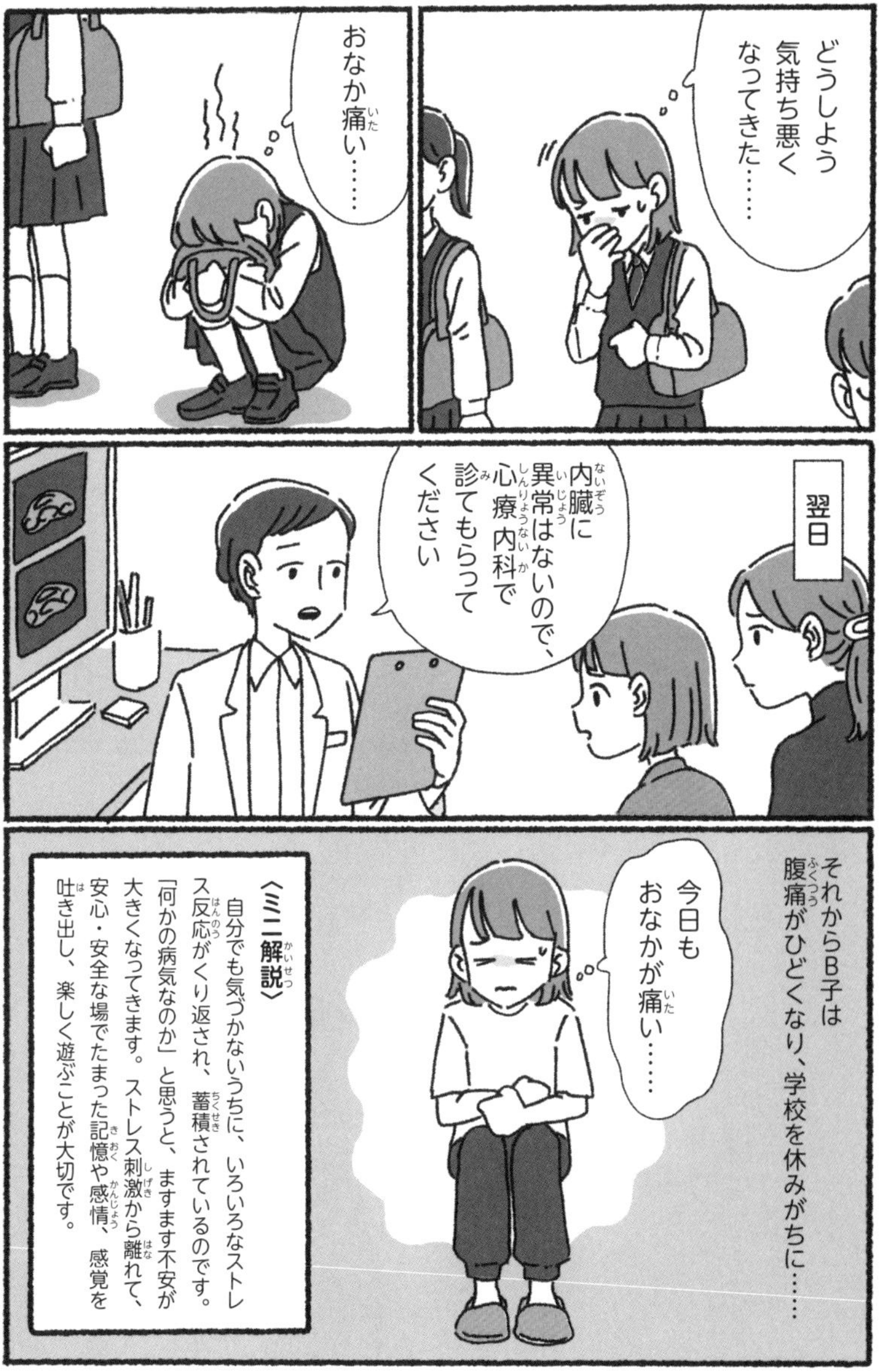
どうしよう
気持ち悪く
なってきた……
おなか痛《いた》い……
翌日
内臓《ないぞう》に
異常《いじょう》はないので、
心療内科《しんりょうないか》で
診《み》てもらって
ください
それからB子は
腹痛《ふくつう》がひどくなり、学校を休みがちに……
今日も
おなかが痛《いた》い……
〈ミニ解説《かいせつ》〉
自分でも気づかないうちに、いろいろなストレス反応《はんのう》がくり返され、蓄積《ちくせき》されているのです。「何かの病気なのか」と思うと、ますます不安が大きくなってきます。ストレス刺激《しげき》から離《はな》れて、安心・安全な場でたまった記憶《きおく》や感情《かんじょう》、感覚を吐《は》き出し、楽しく遊ぶことが大切です。

Ⓒ 突然《とつぜん》、体に力が入らなくなり、起きられなくなる

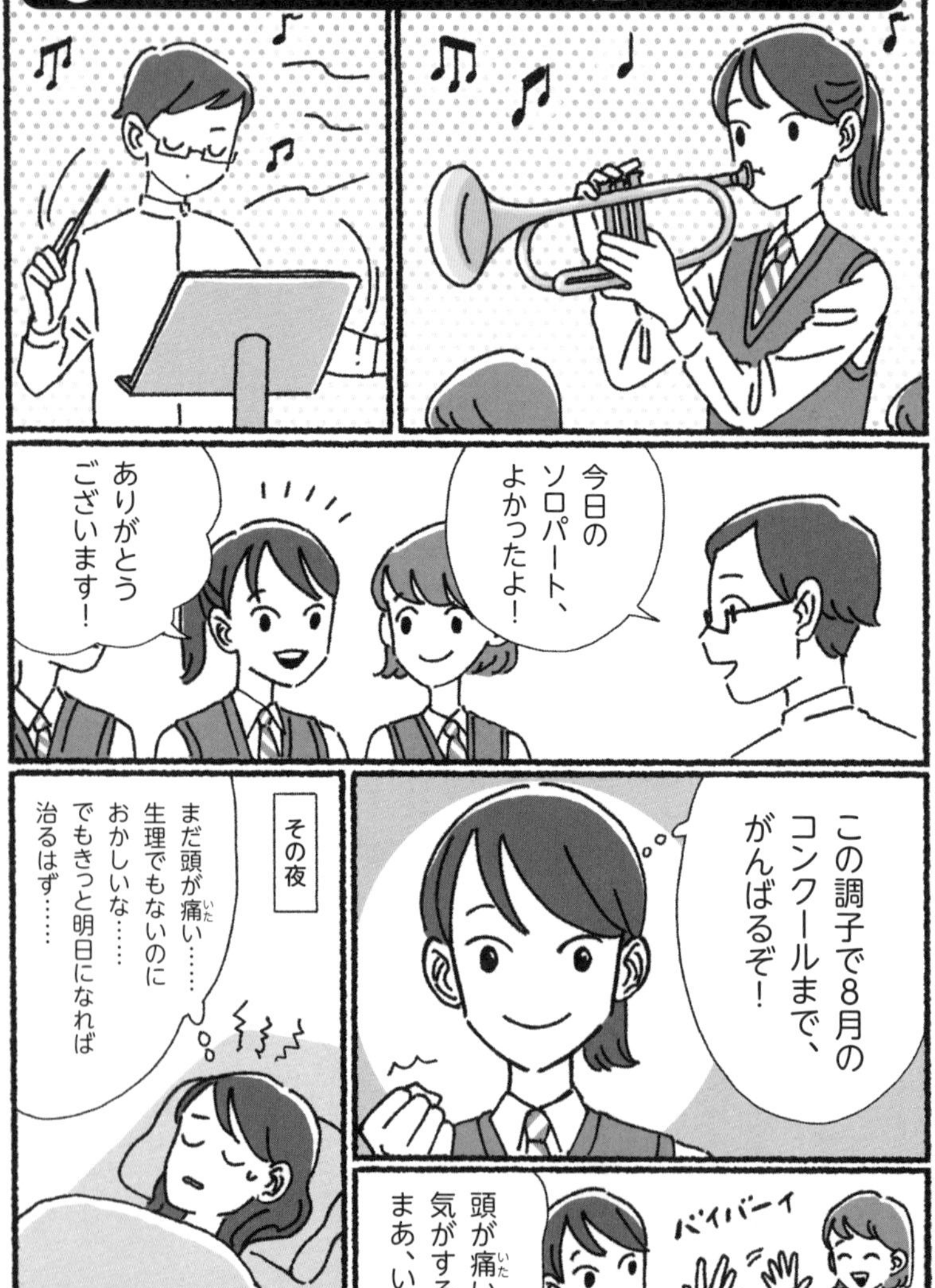

今日のソロパート、よかったよ!
ありがとうございます!
この調子で8月のコンクールまで、がんばるぞ!
頭が痛《いた》い気がするけど、まあ、いっか
バイバーイ
その夜
まだ頭が痛《いた》い……生理でもないのにおかしいな……でもきっと明日になれば治るはず……

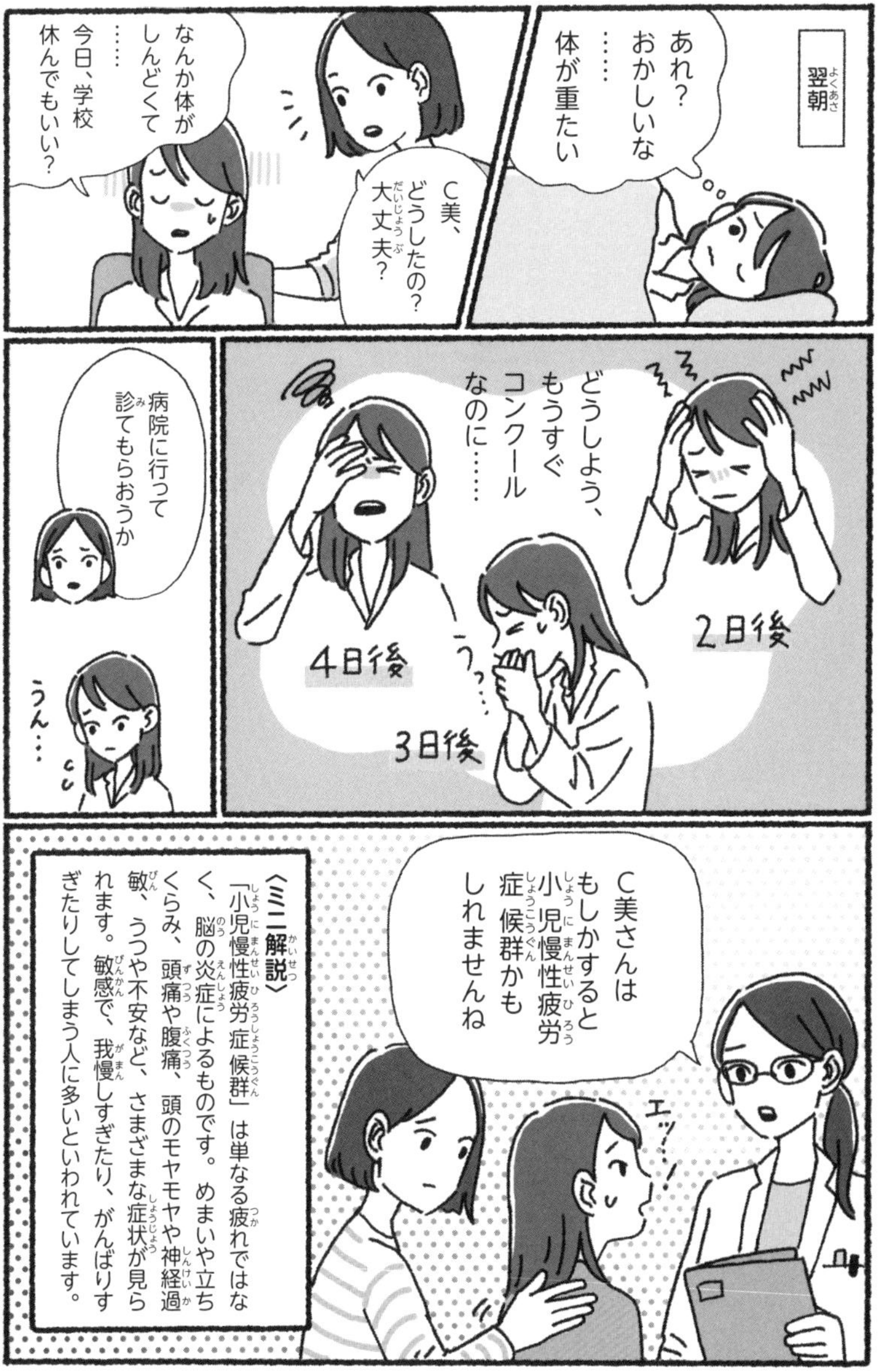
翌朝《よくあさ》
あれ？おかしいな……体が重たい
C美、どうしたの？大丈夫《だいじょうぶ》？
なんか体がしんどくて……今日、学校休んでもいい？
どうしよう、もうすぐコンクールなのに……
2日後
うっ…
3日後
4日後
病院に行って診《み》てもらおうか
うん…
C美さんはもしかすると小《しょう》児《に》慢《まん》性《せい》疲《ひ》労《ろう》症《しょう》候《こう》群《ぐん》かもしれませんね
エッ…
〈ミニ解説《かいせつ》〉
「小《しょう》児《に》慢《まん》性《せい》疲《ひ》労《ろう》症《しょう》候《こう》群《ぐん》」は単なる疲《つか》れではなく、脳《のう》の炎症《えんしょう》によるものです。めまいや立ちくらみ、頭痛《ずつう》や腹痛《ふくつう》、頭のモヤモヤや神経過敏《しんけいかびん》、うつや不安など、さまざまな症状《しょうじょう》が見られます。敏感《びんかん》で、我慢《がまん》しすぎたり、がんばりすぎたりしてしまう人に多いといわれています。

はじめに

きみはいま、学校に行けていますか?

体の具合が悪くて困《こま》っていませんか?

この本は、

「原因《げんいん》のわからない体調不良で苦しんでいる」

「体がだるくてたまらない」

「学校がとにかく疲《つか》れる、何もかもがしんどい」

こんな悩《なや》みをかかえるみなさんに、**健康と笑顔を取り戻《もど》してもらうための本**です。

10代ではないけれど、「疲《つか》れが全然とれない」「不調が続いてつらい」などの悩《なや》みをかかえて困《こま》っているみなさんにもお役に立ててもらえると思います。

私《わたし》は北海道帯広市で精神科《せいしんか》のクリニックを営《いとな》んでいます。大人も診《み》ていますが、もともと小児精神科《しょうにせいしんか》を専門《せんもん》としていたため、子どもや10代の人たちがたくさんやってきます。近年とくに増《ふ》えているのが、原因《げんいん》のわからない疲《つか》れや不調によって生活に支《し》障《しょう》をきたしている人たちです。

病院で検査《けんさ》してもとくに異常《いじょう》が見つからず、「これは心の病気でしょう。精神科《せいしんか》か心療内科《しんりょうないか》に行ってください」と言われて来院される人が増《ふ》えているのです。

近年、「心の病気」という言葉を非常《ひじょう》によく見聞きするようになりましたが、人間の精神《せいしん》と肉体は切り離《はな》すことができません。心に病をかかえていれば、体にもどこかに必ず不調、不具合があらわれます。心の病気といっても、「心だけを患《わずら》っている」ことはないのです。ですから、私《わたし》はつねに心の状態《じょうたい》と体の状態《じょうたい》とをセットで考える必要がある、と考えて診療《しんりょう》をしています。

心と体をつなぐのは「脳《のう》」です。**「脳《のう》と心と体のつながり」という視点《してん》から見ていくことで、原因《げんいん》のよくわからない体調不良や疲《つか》れ、過敏性《かびんせい》などがなぜ起きているのかがすべて説明できる**のです。

この本は、そういう考えから「つらく困《こま》った不調から抜《ぬ》け出す方法」を紹介《しょうかい》していきます。

本書は2部構成《こうせい》になっています。

前半の「知識編《ちしきへん》」では、体の疲《つか》れや不調がどういうメカニズムで起きるのかを解説《かいせつ》します。「知ろうとする」ことから回復《かいふく》への第一歩が始まります。

脳《のう》や体の部位の名称《めいしょう》、聞き慣《な》れない医療《いりょう》の専門用語《せんもんようご》などが出てきて、ちょっとむずかしく感じるところもありますが、最初からすべてを理解《りかい》できなくて当然です。

大切なのは、「なぜだろう?」「どうしてだろう?」と疑問《ぎもん》をもち、「知ろうとする気持ち」です。

夜空の星々を見て「あれは○○座《ざ》だ」とわかるのは、星座《せいざ》の知識《ちしき》があるからです。なんの知識《ちしき》もない状態《じょうたい》でただ星空をながめていても、星座《せいざ》は見えません。「星のことを知りたい」「星座《せいざ》について知りたい」という気持ちをもっている人だけが星座《せいざ》を覚え、星座《せいざ》が見えるようになっていくのです。

体についても同じです。最初はよくわからなくても、新しいことがわかるようになると、「もっと知りたい」「もっと理解《りかい》したい」という興味《きょうみ》や意欲《いよく》がわいてきます。それが自分の体や症状《しょうじょう》への理解《りかい》を深めることになるのです。

後半の「実践編《じっせんへん》」では、体調を整えるのに効果的《こうかてき》なセルフケアの方法をいろいろ紹介《しょうかい》していきます。ぜひ実践《じっせん》してみてください。知識《ちしき》は、実践《じっせん》を伴《ともな》うことで初めて役に立つ〝知恵《ちえ》〟となるのです。

原因《げんいん》不明の疲《つか》れや不調がストレス反応《はんのう》から起きていることがわかり、**セルフケアを実践《じっせん》すると、少しずつ体や心の状態《じょうたい》が回復《かいふく》していきます**。気分もあがり、頭も体もスッキリしてきます。

いまのしんどさから脱《ぬ》け出して、もっとラクに、楽しく生きられるようにするためのヒントをこの本のなかから見つけ出して、ぜひ自分のものにしてください。

不安で憂《ゆう》うつな状態《じょうたい》から抜《ぬ》け出したみなさんの毎日に、明るい笑顔と希望が戻《もど》ることを心から願っています。

もくじ

装丁画　ふすい
装　丁　菊池 祐
漫　画　徳永明子
ＤＴＰ　荒木香樹
校　正　あかえんぴつ
編集協力　阿部久美子
大島永理乃

知《ち》識《しき》編《へん》

～体で何が起きているの？
その不調には理由があります！～

1

「学校に行けない」は なぜ起きる？

▼学校に行けなくなってしまう体調不良、これって何なの？

冒頭《ぼうとう》で10代のみなさんに起こりやすい状況《じょうきょう》を3例、マンガで紹介《しょうかい》しました。どれも体調が悪くてしんどい、という症例《しょうれい》です。

頭痛《ずつう》、めまい、不眠《ふみん》、頭のモヤモヤ（ブレインフォグ）、痛《いた》み、疲《つか》れ、過敏《かびん》など、同時に起こるさまざまな症状《しょうじょう》によって、困《こま》っている人たちがとても増《ふ》えています。

病院に行ったら、はっきりと診断《しんだん》がついて治療《ちりょう》できるかというと、それがなかなかそうはならないんですよね。「はじめに」に書いたように、「これは心の病気でしょう。精神科《せいしんか》か心療内科《しんりょうないか》に行ってください」と言われたり、「思春期特有の症状《しょうじょう》ですから、そのうち治りますよ」と言われてしまったり。いろいろな診療科《しんりょうか》を転々としているような人もいます。

「友だち関係がうまくいっていない」「いじめに遭《あ》っている」「先生と合わない」「勉強がわからない」「テストを受けたくない」といった人間関係や勉強の問題で不登校

になってしまう人は、「学校に行きたくない」のですが、体の不調で行けない人は「行きたくない」と思っているわけではないんですよね。

「元気になって、ちゃんと行きたい」「明日は行こう」「来週は絶対《ぜったい》に……」と思っているのに、朝起きるとやっぱり体調が悪くて行けない。そのうちに行けない日がどんどん増えていきます。

ときには、「サボろうとしているだけじゃないの？」とか、「そのくらいなんてことないよ」「甘《あま》えているんだよ」「心が弱いせいだ」などと言う人もいて、「本当に体調が悪くてつらいのに」と深く傷《きず》ついてしまうこともあります。

いったい体に何が起きているのでしょうか。

症状《しょうじょう》は人によってそれぞれ異《こと》なりますが、共通していることがあります。それは、**「ストレス反応《はんのう》によって脳《のう》や体に炎症《えんしょう》が起き、自動調節機能《きのう》が崩《くず》れて、脳《のう》や臓器《ぞうき》などの機能《きのう》が乱《みだ》れてしまっている」**のです。

炎症《えんしょう》――初めてこんな言葉を聞いて、「なんのこと？」と驚《おどろ》いた人もいるかもしれませんね。「できもの」ができているというわけではないので、あまり不安がらなくても大丈夫《だいじょうぶ》です。

ただ、炎症《えんしょう》をそのまま放置して慢性化《まんせいか》させてしまうと、やっかいな病気につながってしまうおそれがあります。そういう意味では、**早く炎症《えんしょう》に気づいて、早く対処《たいしょ》することが大切**なのです。

この本では、体に原因《げんいん》不明の不調が起きてしまう原理を、「慢性《まんせい》の炎症《えんしょう》」をキーワードとしてわかりやすく解説《かいせつ》していきます。

自分の体に何が起きているのかを、まず知ってください。ラクになるための道は「知る」ことから始まります。

▼ストレスについて知っておこう

まずは「ストレス」の話から始めましょう。

心身にかかる環境《かんきょう》からの刺激《しげき》のことを「ストレス刺激《しげき》」といいます。

友人関係がうまくいかない、クラスになじめない、先生が苦手、部活の先輩《せんぱい》・後輩《こうはい》関係が大変、といった人間関係の悩《なや》みがありますね。

授業《じゅぎょう》についていけない、苦手な科目がある、成績《せいせき》が下がった、テストが近くなってもやる気が全然起きない、といった勉強に関する不安、心配ごともあります。

進路の悩《なや》み、体形《たいけい》や容姿《ようし》の悩《なや》み、家庭環境《かんきょう》の問題を抱《かか》えている人もいるでしょう。

人よりも感覚が過敏《かびん》で、みんなは気にならないようなことも繊細《せんさい》に感じとってしまうためにすごく疲《つか》れる、というような人もいます。

このような心理的なものばかりでなく、音や光や気圧《きあつ》などの物理的なもの、匂《にお》いや味や薬などの科学的なもの、感染《かんせん》や外傷《がいしょう》などの炎症的《えんしょうてき》なもの、さらには脱水《だっすい》や低血糖《ていけっとう》やアレルギーなどの体的なもの、これらはすべてストレス刺激《しげき》です。

体がさらされるこういったストレス刺激《しげき》に対して、脳《のう》や体に生じる嫌《いや》だ・不快《ふかい》だと感じる反応《はんのう》を「ストレス反応《はんのう》」といいます。

みなさんなにげなく「ストレス」という言葉を使っていて、精神的《せいしんてき》に負担《ふたん》がかかることだと思っていることが多いのですが、実際《じっさい》には、「脳《のう》や体に嫌悪《けんお》・不快反応《ふかいはんのう》が起きている」ことを指します。心だけでなく、実際《じっさい》に体に影響《えいきょう》をおよぼすのです。

とくに、**過剰《かじょう》なストレスがいろいろ重なったり、一度に強烈《きょうれつ》にふりかかったり、長期にわたって続いたりすると、脳《のう》や体に炎症《えんしょう》が慢性化《まんせいか》し、体の状態《じょうたい》を調節している自動機能《きのう》**（この体の自動調節機能《きのう》については2章で、慢性炎症《まんせいえんしょう》については3章で、くわしく説明します）**に異常《いじょう》が起き、長びく体調不良が発生してしまう**のです。

ストレスというのは、けっして心理的なものだけではなくて、実際《じっさい》に脳《のう》や体を乱《みだ》すものになりうるのだということを、しっかり覚えておきましょう。

▼腸《ちょう》の不具合は腸《ちょう》だけの問題じゃない

たとえば、緊張《きんちょう》すると「お腹《なか》が痛《いた》くなって困《こま》る」という人がいます。10代にはかなり多いです。

よく腹痛《ふくつう》がある、下痢《げり》や便秘《べんぴ》をひんぱんにくり返す、便秘《べんぴ》が続いていたと思ったらいきなり下痢《げり》になる、お腹《なか》が張《は》ってガス（おなら）がよく出る、といった腸《ちょう》の不調が出る。こうした症状《しょうじょう》があるのが「**過敏性腸症候群**《かびんせいちょうしょうこうぐん》」です。

慢性的《まんせいてき》なストレス反応《はんのう》によって、自律神経《じりつしんけい》の自動調節機能《きのう》の乱《みだ》れ、腸内細菌叢《ちょうないさいきんそう》（腸内《ちょうない》フローラ）の乱《みだ》れ、腸粘膜《ちょうねんまく》の慢性炎症《まんせいえんしょう》による乱《みだ》れなどが起きていることが関係しています。

そもそも腸《ちょう》は、副交感神経《ふくこうかんしんけい》が優位《ゆうい》になると運動が活発になり、交感神経《こうかんしんけい》が優位《ゆうい》になると運動が停滞《ていたい》する仕組みになっています。そのため、緊張《きんちょう》して交感神経《こうかんしんけい》が過剰《かじょう》に働いて腸管《ちょうかん》運動が抑制《よくせい》されるようなときには便秘《べんぴ》や食欲《しょくよく》低下になりやすく、緊張《きんちょう》をゆるめようとして副交感神経《ふくこうかんしんけい》が過剰《かじょう》に働くと腸管《ちょうかん》運動が促進《そくしん》され、腹痛《ふくつう》や下痢《げり》になりやすくなります。

ところが、**変調を起こしている腸**《ちょう》**は、やがて、ストレス刺激**《しげき》**に対して異常**《いじょう》**に過敏**《かびん》**になり、少しの刺激**《しげき》**にも反応**《はんのう》**するようになります**。それで、緊張《きんちょう》したときなど「いま痛《いた》くなったらすごく困《こま》るんだけど」と思う前に腸《ちょう》が反応《はんのう》してしまうのだと考えられています。

自律神経《じりつしんけい》の乱《みだ》れ方によって、下痢《げり》になりやすい（高止まり）タイプ、便秘《べんぴ》になりやすい（シャットダウン）タイプ、交互《こうご》にくり返す（切り替《か》わり）タイプ、両方が起こる（乱高下《らんこうげ》）タイプなどがあります。

また、ストレス反応は交感神経《しんけい》を通して胃《い》にも作用して、食欲《しょくよく》が低下したり、胃《い》もたれを起こしたりすることもあります。

過敏性腸症候群《かびんせいちょうしょうこうぐん》の症状《しょうじょう》をかかえている人は、どうしても腸《ちょう》の不調のことばかり意識《いしき》しがちですが、じつはほかにもいろいろな症状《しょうじょう》が出ていることがあります。腸《ちょう》の不具合だけでなく、倦怠感《けんたいかん》、不眠《ふみん》、過敏《かびん》、頭痛《ずつう》、めまい、頭のモヤモヤなどの慢性疲労《まんせいひろう》症候群《しょうこうぐん》の諸症状《しょしょうじょう》も起こしやすいのです。

体の不調の原因《げんいん》と症状《しょうじょう》は、体だけの問題ではありません。こんなにいろいろな症《しょう》状《じょう》が出てしまうのは、脳《のう》にも慢性《まんせい》の炎症《えんしょう》が起きていて、影響《えいきょう》しあっているからなのです。

けれども、これらがすべて脳《のう》の炎症《えんしょう》から生じているとは思ってもみないというのが一般的《いっぱんてき》なんですよね。

脳《のう》と体は密接《みっせつ》につながり、影響《えいきょう》しあっています。

とくに、**脳《のう》と腸《ちょう》のつながりや、やりとりは、双方向《そうほうこう》でありとても密接《みっせつ》**です。そういう「相互《そうご》関係」という視点《してん》をもって自分の体調と向き合う必要があるのです。

▼「起立性《きりつせい》調節障害《しょうがい》」も血圧《けつあつ》と脈《みゃく》だけの問題じゃない

体が急速に成長する10歳《さい》から16歳《さい》くらいの年ごろに発症《はっしょう》することが多い症状《しょうじょう》として、「朝、具合が悪くて起きられない」問題があります。頭痛《ずつう》やめまいがあったり、起き上がろうとすると立ちくらみやふらつきが起こったりもします。

起きられないために不登校になり、さらにはそれが長期化してひきこもりになってしまいやすい大きな原因《げんいん》でもあります。

病院に行くと、「**起立性《きりつせい》調節障害《しょうがい》**」や「起立性低血圧症《きりつせいていけつあつしょう》」「起立不耐症《きりつふたいしょう》」といった診《しん》断名《だんめい》を告《つ》げられることが多いです。

起立したときの血圧《けつあつ》と脈《みゃく》の変動を測定《そくてい》する検査《けんさ》で、起立時の自律神経《じりつしんけい》の反応《はんのう》が異常《いじょう》値《ち》を示《しめ》すことで、客観的に診断《しんだん》できるからです。そして治療法《ちりょうほう》として、血圧《けつあつ》を上げる昇圧剤《しょうあつざい》を投与《とうよ》される方法が広く行われています。

薬の服用によって立ちくらみやふらつき、めまいなどが起こらなくなったり、朝起きられるようになったりして症状《しょうじょう》は軽くなるかもしれませんが、多くの場合、それで体調がすっかり回復《かいふく》するとはいえません。

思春期に起きやすいこの不調では、心血管系《しんけっかんけい》の自律神経《じりつしんけい》の調節異常《いじょう》だけが起きているわけではないからです。**血圧《けつあつ》を上げる薬だけでは、本質的《ほんしつてき》な解決《かいけつ》にならない**のです。

西洋医学の薬というのは、基本的《きほんてき》に「対症療法《たいしょうりょうほう》」なのです。対症療法《たいしょうりょうほう》とは、病気の原因《げんいん》を突《つ》き止め、根本から改善《かいぜん》させる治療法《ちりょうほう》ではなく、困《こま》っている一部の症状《しょうじょう》を止めたり、和《やわ》らげたりするための方法です。根本的に病気を治しているわけではないのです。

起立性《きりつせい》調節障害《しょうがい》と診断《しんだん》された人には血圧《けつあつ》や脈《みゃく》の異常《いじょう》が起きているだけでなく、じつはもっとさまざまな自律神経症状《じりつしんけいしょうじょう》が潜《ひそ》んでいる可能性《かのうせい》があります。そういったことも視野《しや》に入れて根本的な改善策《かいぜんさく》をとっていくことが大事です。

これはどんな病気にも当てはまることですが、病気は結果であって、さまざまな原《げん》因《いん》が影響《えいきょう》しているはずなのです。また、原因《げんいん》だけでなく、意味があって起きているのです。その原因《げんいん》や意味を探《さぐ》らずして、結果だけを問題にするなら、再《ふたた》び同じようなことが起きてくることになりかねません。樹《き》や花の元気がなかったら、土や水や光や温度などの環境《かんきょう》に目を向ける必要があるのです。

「朝、起きられない」「めまいがある」状態《じょうたい》といっても、それは症状《しょうじょう》としては「氷山の一角」かもしれません。血圧《けつあつ》や脈拍《みゃくはく》変動という症状《しょうじょう》だけに目をうばわれていると、過剰《かじょう》なストレス状態《じょうたい》による脳《のう》の慢性炎症《まんせいえんしょう》という状態《じょうたい》を見逃《みのが》してしまうおそれもあります。

ちなみに、私《わたし》は「起立性《きりつせい》調節障害《しょうがい》は多くの場合、慢性疲労症候群《まんせいひろうしょうこうぐん》（ME／CFS　詳細《しょうさい》は74ページ）の症状《しょうじょう》のひとつだ」と考えています。起立性《きりつせい》調節障害《しょうがい》と診断《しんだん》されてくる人の多くが慢性疲労症候群《まんせいひろうしょうこうぐん》を呈《てい》しているのを、診療《しんりょう》の現場《げんば》でたくさん診《み》ているからです。

今見えている症状《しょうじょう》は、「氷山の一角」かもしれない

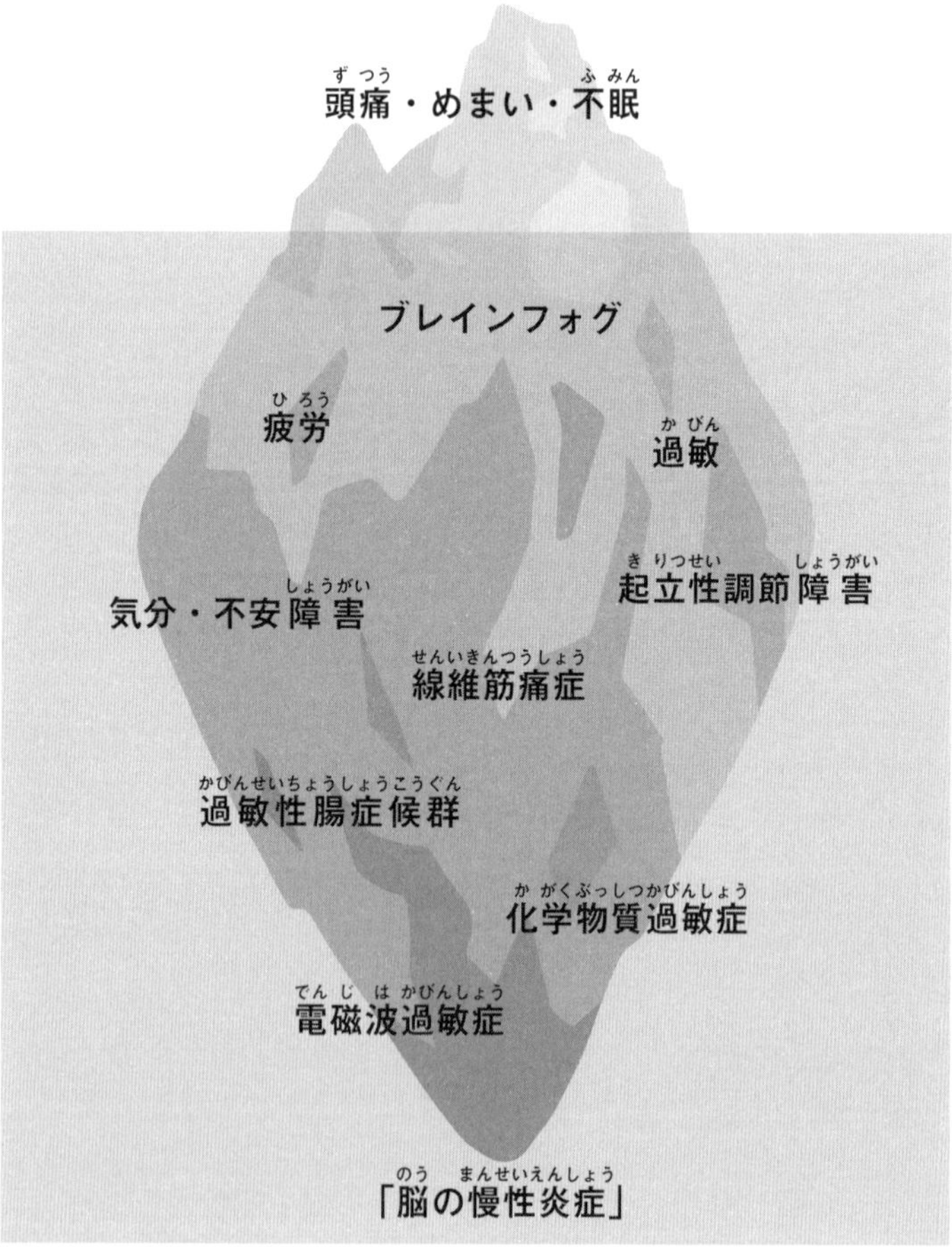

▼「機能《きのう》」の異常《いじょう》は検査《けんさ》では見つかりにくい

10代の体調不良の場合、病院で検査《けんさ》（血液尿検査《けつえきにょうけんさ》、CTやMRI検査《けんさ》、内視鏡検査《ないしきょうけんさ》など）を受けても、「とくに異常《いじょう》はありません」と言われてしまうことがあります。ただし、そういった通常《つうじょう》の検査《けんさ》で「とくに異常《いじょう》はない」ことは、「病気ではない」ということではありません。「こうした検査《けんさ》では、異常《いじょう》と診断《しんだん》される原因《げんいん》は見つからなかった」ということです。

病気や不調の原因《げんいん》は、通常《つうじょう》の病院での検査《けんさ》ですべてわかるわけではありません。とくに**慢性疲労症候群《まんせいひろうしょうこうぐん》は、検査《けんさ》では見つからないことが多い**のです。

西洋医学には、**「器質的疾患《きしつてきしっかん》」**と**「機能的疾患《きのうてきしっかん》」**という概念《がいねん》があります。

器質的疾患《きしつてきしっかん》とは、細胞《さいぼう》や組織《そしき》が変化したり壊《こわ》されたりすることで生じる異常《いじょう》で、数値上《すうちじょう》や形態上《けいたいじょう》の変化ではっきりと確認《かくにん》できるという特徴《とくちょう》があります。器質的《きしつてき》な疾患《しっかん》は、検査《けんさ》や診察《しんさつ》によって、異常《いじょう》が生じていることがはっきりと確認《かくにん》できるのです。

一方、**細胞《さいぼう》や組織《そしき》の異常《いじょう》や変化が数値《すうち》や画像《がぞう》で確認《かくにん》できないものの、その「機能《きのう》（働き方）」に異常《いじょう》が生じているのが機能的疾患《きのうてきしっかん》**です。症状《しょうじょう》はあるけれども、病気であることをはっきり示《しめ》すものがあらわれていない状態《じょうたい》です。

通常《つうじょう》の検査《けんさ》でとくに異常《いじょう》が見つからないと、診断基準《しんだんきじゅん》を満たすことにならないので特定の病名はつけられないのです。

病院で検査《けんさ》しても異常《いじょう》が見つからず、原因《げんいん》がなかなかわからない、はっきりした病態《びょうたい》や病名がわからないのは、それが機能的《きのうてき》な慢性疾患《まんせいしっかん》だからです。ありふれていながら複雑《ふくざつ》で、原因《げんいん》もひとつではなく、特定しにくい多くの要因《よういん》がかかわっています。

体調不良で困《こま》っているから病院に行ったのに、検査《けんさ》では原因《げんいん》がわからず、はっきりした診断《しんだん》もしてもらえなかったりすると、患者《かんじゃ》さんとしてはつらいと思います。「明らかに体調がおかしいのに、どうして？」ともやもやした気分になり、不安にもなりますね。病名をはっきり知りたい、治す方法を教えてほしいと、いろいろな病院にかかってみようとする患者《かんじゃ》さんもいます。

こういう体調不良は、機能的《きのうてき》な慢性疾患《まんせいしっかん》なのだという視点《してん》をもってみるといいでしょう。

検査《けんさ》や診察《しんさつ》などでは異常《いじょう》が見つからなかったとしても、実際《じっさい》にさまざまな身体症状《しょうじょう》や自覚症状《しょうじょう》があるのですから、どこかに異常《いじょう》が生じていることは確《たし》かです。それがどんな原因《げんいん》で起きているのかを突《つ》き止められなくても、改善《かいぜん》していくためには、**器質的《きしつてき》な疾患《しっかん》になる前に止めるという予防《よぼう》医学的な視点《してん》が必要**なのです。

日本の医療制度《いりょうせいど》は西洋医学に基《もと》づいており、専門領域《せんもんりょういき》や臓器《ぞうき》がそれぞれ細かく分かれています。その診療科《しんりょうか》では、その臓器《ぞうき》に関する病気という視点《してん》で診察《しんさつ》が行われ、体のトータルなシステムやそのバランスの自動調節の異常《いじょう》という視点《してん》で診《み》たときに何が起きているのか、という目で見ることができません。

しかし、体全体の問題としてとらえなくては、不調の原因《げんいん》も、それを根本的に改善《かいぜん》するための診断《しんだん》や治療《ちりょう》にもたどりつきにくいのです。

10代に多く見られる機能的疾患《きのうてきしっかん》としては、「過敏性腸症候群《かびんせいちょうしょうこうぐん》」「起立性《きりつせい》調節障害《しょうがい》」「片頭痛《へんずつう》・筋緊張性頭痛《きんきんちょうせいずつう》」「機能性《きのうせい》ディスペプシア」「機能性月経困難症《きのうせいげっけいこんなんしょう》」「慢性《まんせい》アレルギー」「慢性疲労症候群《まんせいひろうしょうこうぐん》」「化学物質過敏症《かがくぶっしつかびんしょう》」「神経発達症《しんけいはったつしょう》」「持続性知覚性姿勢誘発《じぞくせいちかくせいしせいゆうはつ》めまい」などが挙げられます。このほか、はっきりした病名がまだついていないケースも多いと考えられます。

▼体が休むことを求めている

体の不調のせいで学校を休みがちな人たちにとくに伝えたいのは、「自分を責《せ》めないでいいいんだよ」ということです。

学校に行けない状況《じょうきょう》に罪悪感《ざいあくかん》をいだき、「自分はダメな人間だ」と自分自身を責《せ》めたり、自己否定《じこひてい》している人がいますが、学校に行けなくなるような体調の悪さというのは**「体が休むことを求めている」**という意味なのです。

先ほど、ストレス刺激《しげき》とストレス反応《はんのう》の話をしました。ストレス反応《はんのう》というのは、その状況《じょうきょう》にどうすれば適応《てきおう》できるかという適応的《てきおうてき》な反応《はんのう》なのです。生存《せいぞん》していくためめの**「自己防衛反応《じこぼうえいはんのう》」**として、いろいろな症状《しょうじょう》を出すことで行動を止め、自動調節機能《きのう》が壊《こわ》れてしまわないようにしているのです。

それを無理やり抑《おさ》え込《こ》んでしまうと、自動調節機能《きのう》が壊《こわ》れて本格的《ほんかくてき》に病気になってしまいます。

幼小児期《ようしょうにき》に親からの無条件《むじょうけん》の愛情《あいじょう》を受けられず、本音を言えなかった人は、他人に「認《みと》められたい」「ほめられたい」「役に立ちたい」がために、内発的な思考や感情《かんじょう》や行動にフタをして、「がんばりすぎ」「我慢《がまん》しすぎ」「自己否定《じこひてい》しすぎ」になりやすいのです。

こうしたかたちで自分を抑圧《よくあつ》してしまうと、体のストレス反応《はんのう》を増《ふ》やすことになり、脳《のう》や体の炎症《えんしょう》が慢性化《まんせいか》しやすくなります。

そもそも、成長期というのは脳《のう》や体がまだ十分に成熟《せいじゅく》しておらず、未完成です。そこに過剰《かじょう》なストレス反応《はんのう》が続くと、脳《のう》や体に炎症《えんしょう》が起きやすく、自動調節機能《きのう》がうまく働かなくなりやすいのです。

「体が休むことを求めている」と言いましたが、一日中横になっていればいいのかというと、そういうわけではありません。

体は休んでいても、脳《のう》は昼も夜も一時も休まらず、グルグルと堂々巡《どうどうめぐ》りしたり、モヤモヤとまとまらなかったりします。

炎症《えんしょう》を回復《かいふく》させるには、乱《みだ》れてしまった脳《のう》と体の自動調節機能《きのう》が、自然で無理のない状態《じょうたい》を取り戻《もど》してくれるようにしなければなりません。そのためには**心や体がワクワクして喜《よろこ》ぶことをする**ことが必要なのです。

そのためには、
- 昨日や明日のことなど考えずにぐっすり眠《ねむ》れること
- あれしなさい、これしなさいなどと言われずに自由に過《す》ごせること
- 学校のことを考えるのはやめて、好きな遊びをいろいろやってみること
- 散歩したり室内運動したりして体をほぐすこと
- 歌や音楽や絵や工作や文章などで自己表現《じこひょうげん》してみること
- 自分のことを怒《おこ》らない人、否定《ひてい》しない人、受け入れてくれる人と話すこと

こうしたなかで、笑顔になれたら、自動調節機能《きのう》が安定して働き始めます。

▼体からのメッセージに敏感《びんかん》になろう

不調の症状《しょうじょう》は、体からのメッセージ、つまり「自分の内なる声」です。「困《こま》った状態《じょうたい》だよ、なんとかして！」と、体がＳＯＳを発信しているのです。

体の**「発熱」「痛《いた》み」「疲《つか》れ」**は**「生体の３大アラーム」と呼《よ》ばれている警鐘《けいしょう》シグナル**です。

ウイルスや細菌《さいきん》などの異物《いぶつ》が体内に侵入《しんにゅう》してくると、免疫細胞《めんえきさいぼう》がそれらを認識《にんしき》し、攻撃《こうげき》して炎症《えんしょう》を起こします。すると、患部《かんぶ》や体の熱が上がって異物《いぶつ》の侵入《しんにゅう》を知らせます。

体のどこかに炎症《えんしょう》が起きると、神経《しんけい》を刺激《しげき》して痛《いた》みを発生させ、問題が起きていることを知らせます。

急性《きゅうせい》の炎症《えんしょう》が回復《かいふく》すればいいですが、長引いて慢性炎症《まんせいえんしょう》の状態《じょうたい》になると、脳《のう》にも免《めん》疫細胞《えきさいぼう》による炎症《えんしょう》が生じ、休んでもすぐには治らない疲労感《ひろうかん》や、運動後の長引く倦怠《けんたい》感《かん》などがあらわれます。

「発熱」「痛《いた》み」「疲《つか》れ」のアラームに気づかないまま放置してしまったり、気づきながらも我慢《がまん》や無理を続けてしまったりすると、脳《のう》の慢性炎症《まんせいえんしょう》は徐々《じょじょ》に悪化していきます。

そして、とうとう自動調節機能《きのう》が壊《こわ》れると、神経《しんけい》や免疫《めんえき》、内分泌《ないぶんぴつ》や体内循環《じゅんかん》の暴走《ぼうそう》を引き起こして慢性疲労症候群《まんせいひろうしょうこうぐん》を発症《はっしょう》します。さらには、副腎《ふくじん》疲労《ひろう》や自己《じこ》免疫疾患《めんえきしっかん》などを招《まね》いてしまうこともあるのです。

体から発せられるサインに早く気づいて適切《てきせつ》に対処《たいしょ》すれば、暴走《ぼうそう》をくい止めることができます。

それには、**自分の体の異常《いじょう》に敏感《びんかん》になることが大切**です。

体の内からの声に耳を傾《かたむ》けて、異常《いじょう》にいち早く気づき暴走《ぼうそう》を防《ふせ》ぐことができるのは、自分だけなのです。不調のサインの意味を理解《りかい》し、「体にやさしいこと」「体が喜《よろこ》ぶこと」を心がけることで、体との向き合い方が変わります。

「体ってこんな仕組みになっていて、こういうことで調子が崩《くず》れるものなんだ」と知ると、病院では原因《げんいん》がわからないと言われた症状《しょうじょう》に対しても、自分の感覚で「原因《げんいん》は脳《のう》の慢性炎症《まんせいえんしょう》かもしれない」と気づけるようになっていきます。この時、周囲《しゅうい》の理解《りかい》が得《え》られれば、体調不良があっても早いうちに対応《たいおう》できるのですが、自分の異常《いじょう》を言い出せず、周囲《しゅうい》にも理解《りかい》してもらえないがゆえに病状《びょうじょう》が悪化していくことも少なくありません。

また、「こんなに具合が悪いのに、なにをしろと言われても無理……」と思ってしまう人も多いと思いますが、休んでいても変わらないのが脳《のう》の慢性炎症《まんせいえんしょう》です。これまでのように親や先生や友人や世間に合わせてがんばるのではなく、自分の体を元気に戻《もど》すべく、自分のために動き出してほしいのです。頭でわかっていても自ら動かないかぎり、エネルギーは出てきません。

2

体の自動調節機《き》能《のう》について知ろう

▼自然治癒力《ちゆりょく》が壊《こわ》れかけている⁉

体の「機能《きのう》」の乱《みだ》れとは何でしょうか。

体には、健康状態《じょうたい》を維持《いじ》するために働いているさまざまな「自動調節機能《きのう》」がそなわっています。それらの機能《きのう》が正常《せいじょう》に働いて、体の状態《じょうたい》を一定に保《たも》ってくれているから、私《わたし》たちは健康でいられるのです。

この、**体を一定の状態《じょうたい》に保《たも》とうとする働きを「ホメオスタシス」といいます。**「生体恒常性《こうじょうせい》」「恒常性維持機構《こうじょうせいいじきこう》」などとも呼《よ》ばれます。ホメオスタシスのほうが覚えやすいと思うので、この本ではホメオスタシスと呼《よ》んでいきましょう。

たとえば、体温調節。体温はつねに一定の範囲《はんい》で細かく変動していますが、通常《つうじょう》、40℃を超《こ》えることも35℃を下回るようなこともありません。体温が高くなりすぎると脱水状態《だっすいじょうたい》となり、水分や電解質《でんかいしつ》が失われます。体温が低くなりすぎると震《ふる》えや低血圧《ていけつあつ》、徐脈《じょみゃく》や意識障害《いしきしょうがい》になります。

ストレス中枢《ちゅうすう》とも呼ばれている脳《のう》の視床下部《ししょうかぶ》に体温調節をする部位があって、体を安全な状態《じょうたい》で維持《いじ》するための設定《せってい》温度が定められているのです。その設定《せってい》温度の範囲《はんい》内《ない》でいられるように、体の自動調節機能《きのう》が働いています。だから、体温を一定範囲内《はんいない》に保《たも》つことができるのです。

体温が上がりすぎたときには、皮膚《ひふ》の血管が拡張《かくちょう》して体外に汗《あせ》をたくさん放出し、その汗《あせ》が蒸発《じょうはつ》することで、体温を下げています。逆《ぎゃく》に体温が下がりすぎたときには、筋肉《きんにく》がふるえて熱を発生させ、血管を収縮《しゅうしゅく》させて鳥肌《とりはだ》を立たせることで発汗《はっかん》を抑《おさ》え、体温を上昇《じょうしょう》させます。

汗《あせ》をかくのも、筋肉《きんにく》がふるえたり鳥肌《とりはだ》が立ったりするのも、私《わたし》たちが自分の意思でやっているわけではありませんね。体温の調節機能《きのう》が自動的に働いて調整していることです。だから、自動調節機能《きのう》といわれるのです。

そのほか、血圧《けつあつ》、脈拍《みゃくはく》、血糖《けっとう》、電解質《でんかいしつ》、脂質《ししつ》、ホルモンなど体内のあらゆる物質濃度《ぶっしつのうど》が、一定の範囲《はんい》で収《おさ》まるように体は自動調節されています。

ホメオスタシスが機能《きのう》している状態《じょうたい》とは、このようなさまざまな自動調節機能《きのう》がきちんと働いてくれているということなのです。

ホメオスタシスを別の言葉で言うと、**体が生まれながらに持っている病気を治す機《き》能《のう》（自然治癒力《ちゆりょく》）**ということなのですね。

ホメオスタシスが崩《くず》れてしまうと、アクセルとブレーキで調節されている体のさまざまなバランスが失われ、エネルギー不足になってしまいます。

▼体は緻密《ちみつ》な情報《じょうほう》ネットワークでつながっている

ストレス中枢《ちゅうすう》である脳《のう》の視床下部《ししょうかぶ》には、神経《しんけい》や内分泌《ないぶんぴつ》、血管や免疫《めんえき》の情報《じょうほう》が出入りし、アクセルとブレーキの両極の働きが備《そな》わっています。そして、それらを緻密《ちみつ》なネットワークでつないで、多様な軸《じく》をもってコントロールしています。

最も速い情報《じょうほう》伝達を担《にな》っているのが神経《しんけい》ネットワークです。

神経《しんけい》とは、脳《のう》と体とのあいだで情報《じょうほう》を急速にやりとりするための道路網《もう》に例えられます。神経《しんけい》のなかを神経《しんけい》伝達物質《ぶっしつ》が行き来して、情報《じょうほう》を伝えています。

自律神経《じりつしんけい》は体のあらゆる臓器《ぞうき》のすみずみにまで極細の神経網《しんけいもう》を張《は》りめぐらせ、私《わたし》たちの意思とは関係なく働いてくれています。そのため眠《ねむ》っているときでもしっかり機《き》能《のう》しています。

自律神経《じりつしんけい》には発生学的に異《こと》なるふたつの神経系《しんけいけい》「交感神経《こうかんしんけい》」と「副交感神経《ふくこうかんしんけい》」があり、それぞれ各臓器《かくぞうき》に分布《ぶんぷ》してその機能《きのう》を調節しています。

交感神経《こうかんしんけい》は、体を緊張《きんちょう》・興奮状態《こうふんじょうたい》や戦闘状態《せんとうじょうたい》に入れるための神経《しんけい》です。交感神経《こうかんしんけい》が優位《ゆうい》になると、心拍《しんぱく》は速くなり、血管は収縮《しゅうしゅく》して血圧《けつあつ》が上昇《じょうしょう》し、活動的に行動できます。生命の緊急事態《きんきゅうじたい》のときには、必要でない機能《きのう》、たとえば胃腸《いちょう》の消化活動や排尿《はいにょう》・排便《はいべん》や生殖機能《せいしょくきのう》などの活動は抑《おさ》えられます。

副交感神経《ふくこうかんしんけい》は、興奮状態《こうふんじょうたい》を鎮《しず》めて、消耗状態《しょうもうじょうたい》から体を回復《かいふく》させたり、休息をとったりするときに働く神経《しんけい》です。副交感神経《ふくこうかんしんけい》が優位《ゆうい》になると、心拍《しんぱく》はゆっくりになり、血管は拡張《かくちょう》してゆるむので血圧《けつあつ》は低下し、リラックスモードになります。消化器系《しょうかきけい》は活動が促《うなが》され、体内で不要になった老廃物《ろうはいぶつ》を排出《はいしゅつ》するため、排尿《はいにょう》・排便《はいべん》も促《うなが》されます。交感神経《こうかんしんけい》は体の機能《きのう》を活発に働かせようとするアクセル、副交感神経《ふくこうかんしんけい》はおだやかな状態《じょうたい》に戻《もど》そうとするブレーキの役割《やくわり》をしています。このアクセルとブレーキが適切《てきせつ》に切り替《か》わり、走りすぎたり、止まったりすることなくバランスよく働いてくれることで、さまざまな自動調節が可能《かのう》になります。

アクセルとブレーキですから、交感神経《こうかんしんけい》と副交感神経《ふくこうかんしんけい》は通常《つうじょう》、相反《そうはん》する働きをしながらバランスをとっています。ところが、脳《のう》の炎症《えんしょう》で視床下部《ししょうかぶ》の自動調節機能《きのう》が乱《みだ》れてしまうと、両方が一緒《いっしょ》に働いてしまったり、どちらも働かなかったり、急に切り替《か》わったり、乱高下《らんこうげ》したり、暴走《ぼうそう》したりしてしまい、体調が整えられなくなってしまうわけです。「自律神経失調症《じりつしんけいしっちょうしょう》」といわれるのはこの状態《じょうたい》です。

体には自律神経《じりつしんけい》以外にもいろいろな情報《じょうほう》ネットワークがそなわっています。**「内分泌系《ないぶんぴつけい》」では、ホルモンなどの伝達物質《ぶっしつ》が血流に乗って体内を駆《か》けめぐり、情報《じょうほう》を伝えています。**

「免疫系《めんえきけい》」では、免疫細胞《めんえきさいぼう》が血液《けつえき》・リンパ液《えき》・脳脊髄液《のうせきずいえき》のなかを移動《いどう》して、異物《いぶつ》の情報《じょうほう》を伝えています。

「循環系《じゅんかんけい》」では、大小さまざまな管や腔《こう》のなかを血液《けつえき》・リンパ液《えき》・脳脊髄液《のうせきずいえき》が流れて、情報《じょうほう》を伝えています。

「筋骨格系《きんこっかくけい》」では、筋肉《きんにく》を包む筋膜《きんまく》や経絡《けいらく》なども情報《じょうほう》伝達の役割《やくわり》を果たしていると考えられています。

細胞《さいぼう》には、核内《かくない》から細胞質《さいぼうしつ》、そして細胞外《さいぼうがい》に続く「生体マトリックス」と呼《よ》ばれる人体の情報《じょうほう》を伝達する構造体《こうぞうたい》があり、神経《しんけい》伝達をはるかに超《こ》えた速さで情報《じょうほう》を細胞間《さいぼうかん》に伝えています。それは体の情報《じょうほう》だけではなく体外からのエネルギー情報《じょうほう》をも受診《じゅしん》し、体のホメオスタシス（恒常性《こうじょうせい》）を保《たも》つ役割《やくわり》を果たしています。

私《わたし》たちの体は、こうしたいろいろな情報《じょうほう》ネットワークによって調節され、ホメオスタシスを保《たも》っているのです。

▼臓器同士《ぞうきどうし》、細胞同士《さいぼうどうし》は情報交換《じょうほうこうかん》しあっている

以前は、体の調節機能《きのう》の重要な3本柱ともいえる神経系《しんけいけい》、内分泌系《ないぶんぴつけい》、免疫系《めんえきけい》は、それぞれ個々《ここ》の機能《きのう》として働いていると考えられていました。自律神経《じりつしんけい》は自律神経《じりつしんけい》で、ホルモンはホルモンで、脳《のう》からの指令によって働いていると考えられていたのです。ところが近年になって、じつはもっとすごいことが行われているということが明らかになりました。

「各臓器《かくぞうき》のさまざまな細胞《さいぼう》が、それぞれ固有の『メッセージ物質《ぶっしつ》』を情報《じょうほう》として出しあってコミュニケーションを取り、調節しあっている」こと、**「脳《のう》も各臓器《かくぞうき》からの情報《じょうほう》を受けて働いている」**ことが知られるようになったのです。

ホルモンや神経《しんけい》伝達物質《ぶっしつ》、遺伝子《いでんし》の断片《だんぺん》を含《ふく》んだ小粒子《しょうりゅうし》（ミクロソーム）、その他さまざまな「メッセージ物質《ぶっしつ》」が体内を移動《いどう》して、臓器同士《ぞうきどうし》、細胞同士《さいぼうどうし》が相互《そうご》に情報《じょうほう》交換《こうかん》をしていることがわかったのです。

脳《のう》と自律神経《じりつしんけい》、脳《のう》とホルモンというようなつながりだけでホメオスタシスが保《たも》たれているわけではなく、体のなかにはもっと緻密《ちみつ》なネットワークが縦横無尽《じゅうおうむじん》に張《は》りめぐらされていて、体が一定の範囲《はんい》で機能《きのう》するように情報交換《じょうほうこうかん》をしながら調整しあうことで、体は健康な状態《じょうたい》を維持《いじ》している、というわけです。すごいシステムですよね。

私《わたし》たちの体は、およそ37兆個《ちょうこ》の細胞《さいぼう》でできています。

その膨大《ぼうだい》な数の細胞《さいぼう》たちがそれぞれお隣《となり》どうし、近所どうし、遠隔地《えんかくち》どうしで情報交換《じょうほうこうかん》し、細胞内《さいぼうない》の物質《ぶっしつ》をたえず生成と消滅《しょうめつ》をくり返しながら、体の内部環境《かんきょう》を自動調整しています。こうして、**体は「細胞《さいぼう》レベルのバランス調節」の重なりによって保《たも》たれている**のです。

こうしたことがわかると、体調不良の症状《しょうじょう》がいろいろなかたちであらわれることも理解《りかい》しやすくなりますね。

体のどこかに過剰《かじょう》なストレス反応《はんのう》があって、そこに慢性炎症《まんせいえんしょう》が生じると、まずそこのホメオスタシスが乱《みだ》れます。

細胞同士《さいぼうどうし》のコミュニケーションによってその情報《じょうほう》はほかの臓器《ぞうき》や器官、そして脳《のう》の視床下部《ししょうかぶ》にも伝えられ、自動調節機能《きのう》の乱《みだ》れが連鎖的《れんさてき》にほかの系《けい》にも広がっていきます。

だから、前章で言ったように、腸《ちょう》の不具合は腸《ちょう》だけの問題ではなく、起立性《きりつせい》調節障害《しょうがい》も血圧《けつあつ》と脈《みゃく》だけの問題ではなく、他にもさまざまな不調の症状《しょうじょう》があらわれてくるのです。

▼「慢性《まんせい》」には要注意！

病気には**「急性疾患《きゅうせいしっかん》」**と**「慢性疾患《まんせいしっかん》」**があります。

「急性疾患《きゅうせいしっかん》」とは、症状《しょうじょう》が急激《きゅうげき》にあらわれ、一定の短い期間で治るものです。異常《いじょう》が生じている部位も原因《げんいん》も特定しやすいのが特徴《とくちょう》です。

これに対して、「慢性疾患《まんせいしっかん》」とは、特定の異常《いじょう》が長期間回復《かいふく》せず、好ましくない状態《じょうたい》に留《とど》まっている症状《しょうじょう》で、不調がひとりでに治ることはなく、時とともに悪化し、症状《しょうじょう》が複雑《ふくざつ》なのが特徴《とくちょう》です。

慢性疾患《まんせいしっかん》の発症《はっしょう》の背景《はいけい》にあるのは、長期間の生活上のストレス反応《はんのう》にあり、不調を和《やわ》らげることはできても、消し去ることはできないことが多いのです。また慢性疾患《まんせいしっかん》における不調は、いくつもの要因《よういん》や原因物質《げんいんぶっしつ》がかかわっていて、患者《かんじゃ》さんによって病気の徴候《ちょうこう》もさまざま、症状《しょうじょう》も千差万別です。

この急性疾患《きゅうせいしっかん》と慢性疾患《まんせいしっかん》の違《ちが》いも、ホメオスタシスの問題として考えると理解《りかい》しやすくなります。

急性疾患《きゅうせいしっかん》の場合、ホメオスタシスは保《たも》たれていて、自然治癒力《ちゆりょく》が働いているから治りが早いのです。

一方、**慢性疾患《まんせいしっかん》の場合、ホメオスタシスが崩《くず》れていて、自然治癒力《ちゆりょく》が働きにくい状態《じょうたい》**になっています。不具合は広い範囲《はんい》にひろがっていて、なかなか治りにくいのだと考えることができます。

西洋医学というのは、急性疾患《きゅうせいしっかん》に強いんですね。原因《げんいん》の明らかな、緊急的《きんきゅうてき》な対応《たいおう》を必要とする急性疾患《きゅうせいしっかん》を治療《ちりょう》するのが得意《とくい》です。症状《しょうじょう》を抑《おさ》えたり和《やわ》らげたりするため、より効《き》き目《め》のある薬を開発することや、手術等《しゅじゅつとう》で健康に悪影響《あくえいきょう》をおよぼすものを排除《はいじょ》して生命の危険《きけん》を遠ざけることに努力が注がれてきました。

西洋医学がどんどん高度に進化して、さまざまな急性疾患《きゅうせいしっかん》の治療《ちりょう》が可能《かのう》になった一方で、慢性疾患《まんせいしっかん》に対する効果的《こうかてき》な治療法《ちりょうほう》はあまり見つかっていないというのが実情《じつじょう》です。それは、慢性疾患《まんせいしっかん》は特効薬《とっこうやく》があってそれを使えばすぐに治るという病態《びょうたい》ではないからです。ホメオスタシスが崩《くず》れ、自然治癒力《ちゆりょく》が働きにくい慢性疾患《まんせいしっかん》に対しては、伝統的《でんとうてき》なインド医学や中国医学、ロシア医学のほうが、生体エネルギーに着目した考え方や治療法《ちりょうほう》があり、より効果的《こうかてき》といえそうです。

西洋医学における機能性疾患《きのうせいしっかん》の考え方は、慢性疾患《まんせいしっかん》の考え方と重なっています。

▼「炎症《えんしょう》」も「疲労《ひろう》」も慢性《まんせい》になるとまずい

炎症《えんしょう》も、急性《きゅうせい》に生じた体の炎症《えんしょう》の場合は早期に治まりやすいのですが、慢性《まんせい》に生じた脳《のう》の炎症《えんしょう》の場合は、長期化し、治りにくいのです。

みなさんは「炎症《えんしょう》」というと、どんなイメージをもっていますか？

何かできものができたり、ばいきんが入って傷《きず》が赤く腫《は》れ上がったりするようなものととらえている人が多いかと思います。

たとえば、風邪《かぜ》を引いて扁桃腺《へんとうせん》が腫《は》れるというのは、風邪《かぜ》のウイルスに感染《かんせん》することで、のどの粘膜《ねんまく》に炎症《えんしょう》が起きる状態《じょうたい》ですね。捻挫《ねんざ》や火傷《やけど》も炎症《えんしょう》です。

以前は、炎症《えんしょう》とは細菌《さいきん》やウイルスなどの微生物《びせいぶつ》や物理的・化学的なストレス刺激《しげき》などの外的要因《よういん》で起きているものだとみなされていました。

しかし近年、ストレス反応《はんのう》と同じように炎症《えんしょう》のとらえ方も変わってきているのです。体の外部から入る異物《いぶつ》に対してばかりではなく、心理的ストレスや体内的ストレスにより体の内部から出るストレス物質《ぶっしつ》に対して免疫細胞《めんえきさいぼう》が反応《はんのう》して起こす生体の防御反《ぼうぎょはん》応《のう》も含《ふく》めるようになってきました。

炎症《えんしょう》とは、免疫反応《めんえきはんのう》によって起きるもの。いわば「免疫性炎症反応《めんえきせいえんしょうはんのう》」と考えられるようになったのです。

体の急性炎症《きゅうせいえんしょう》でホメオスタシスが保《たも》たれている状態《じょうたい》ならば自然治癒力《ちゆりょく》が働きますが、脳《のう》の慢性炎症《まんせいえんしょう》になってしまうとホメオスタシスが崩《くず》れているので自然治癒力《ちゆりょく》が働かなくなってしまうのですね。

じつは、「疲《つか》れ」も慢性《まんせい》になると治りにくいのです。

休めば自然と回復《かいふく》するような疲《つか》れは「急性疲労《きゅうせいひろう》」「生理的疲労《ひろう》」といい、自動調節機能《きのう》が正常《せいじょう》に機能《きのう》している自然な疲《つか》れといえます。

激《はげ》しい運動をして体力的にへとへとになっても、お風呂《ふろ》に入って体を休ませ、栄養補給《ほきゅう》し、ぐっすり睡眠《すいみん》をとったら、翌日《よくじつ》は元気になります。こういう疲《つか》れは生理的疲《ひ》労《ろう》です。

ホメオスタシスが保《たも》たれているから、休めば自然と回復《かいふく》するのです。こういった自然な疲《つか》れは何も問題がありません。

しかし、「朝起きても、なんだか疲《つか》れが抜《ぬ》けていない気がする」といったすっきりしない状態《じょうたい》、休養をとったり十分な睡眠《すいみん》をとったりしていても疲《つか》れが残っているようだと要注意なのです。

本来、生理的疲労《ひろう》は休息によって回復《かいふく》するはずなのですが、ある日から突然《とつぜん》に**疲《つか》れがとれない状態《じょうたい》が続いたら、これが「慢性疲労《まんせいひろう》」の始まり**なのです。

ホメオスタシスが崩《くず》れた慢性疲労状態《まんせいひろうじょうたい》をそのまま続けていると、さまざまな不調が次々と現《あらわ》れ、「病的疲労《ひろう》」になってしまうのです。

▼「疲労感《ひろうかん》」は体からの大事なサイン

好きなゲームをしていて没頭《ぼっとう》してしまい、夜ふかしをしてしまったりすることがありませんか?

楽しいことは、長時間ずっと集中してやっていても眠《ねむ》くならないし疲《つか》れを感じないことがよくあります。これは疲《つか》れていないわけではなくて、脳室周囲器官《のうしつしゅうい》の慢性炎症《まんせいえんしょう》により、体と脳《のう》の情報交換《じょうほうこうかん》が乱《みだ》れ、**疲《つか》れのアラームを感じにくくなってしまうのです**。

ゲームに限《かぎ》りません。「楽しい」「うれしい」「やりがいがある」といったことを感じるのは脳《のう》のドーパミンの働きですが、快感《かいかん》が疲労感《ひろうかん》を上回ってしまうと、体が発する「休め！」のアラームを無視《むし》してしまうことがあります。

じつは、「疲《つか》れを感じる」ってとても大事なのです。

疲《つか》れているときには、だるさ、元気が出ない、力がわかない、やる気が出ない、といった意欲《いよく》の減退《げんたい》があります。なぜそのような感情《かんじょう》がわくかというと、脳《のう》のストレス中枢《ちゅうすう》である視床下部《ししょうかぶ》やストレスホルモンの分泌中枢《ぶんぴつちゅうすう》である副腎《ふくじん》の細胞《さいぼう》が活動を抑制《よくせい》するような指令、メッセージを出しているからなのです。**「いまは休息が必要だよ。休んで！」という警告《けいこく》サインが出ている**わけですね。

この疲労感《ひろうかん》や眠気《ねむけ》を感じないとか、見過《みす》ごしてしまう、無視《むし》してしまうと、どうなるでしょうか。

体は疲《つか》れているにもかかわらず疲労感《ひろうかん》を感じないので、体を休めようとしなくなって疲《つか》れがさらに蓄積《ちくせき》しやすくなります。そして体ばかりでなく、脳《のう》の炎症《えんしょう》もさらに激《はげ》しくなり、ホメオスタシスが崩《くず》れ、慢性疲労《まんせいひろう》の状態《じょうたい》になっていきやすいのです。

疲労感《ひろうかん》を感じない状態《じょうたい》は、「隠《かく》れ疲労《ひろう》」とか「疲労感《ひろうかん》なき疲労《ひろう》」などと呼《よ》ばれます。

慢性疲労《まんせいひろう》に陥《おちい》りやすい危険《きけん》な状況《じょうきょう》です。

体が訴《うった》えてくる「疲《つか》れたね」「休もうよ」の声、疲《つか》れのアラームを感じにくくしている原因《げんいん》が脳《のう》の炎症《えんしょう》にあるにしても、意識《いしき》を体にしっかりと向けて、体の異常《いじょう》を正確《せいかく》に認識《にんしき》することが、隠《かく》れ疲労《ひろう》を予防《よぼう》します。

▼肥満《ひまん》もうつも機能的《きのうてき》な疾患《しっかん》も、みんな炎症《えんしょう》で起きる

体の急性炎症《きゅうせいえんしょう》は、体がホメオスタシスを維持《いじ》するためのアラームなのだとわかってきたことで、体の異常《いじょう》に対する考え方がいろいろ変わってきています。

いまでは、「肥満《ひまん》」も「うつ」も脳《のう》の慢性炎症《まんせいえんしょう》によって起きているといわれるようになっています。また、さまざまな精神疾患《せいしんしっかん》、自己免疫疾患《じこめんえきしっかん》、生活習慣病《しゅうかんびょう》も炎症《えんしょう》によって起きていると考えられています。

さらにいえば、機能的《きのうてき》な疾患《しっかん》のほとんどが、やはり体や脳《のう》の慢性炎症《まんせいえんしょう》によるものだといえるのです。

原因《げんいん》がわからないまま慢性的《まんせいてき》に続く機能的《きのうてき》な疾患《しっかん》は、「機能性《きのうせい》身体症候群《しょうこうぐん》または慢《まん》性機能性疾患《せいきのうせいしっかん》」と定義《ていぎ》されています。

自己免疫性疾患《じこめんえきせいしっかん》、アレルギー性疾患《せいしっかん》、神経発達症《しんけいはったつしょう》、慢性疲労症候群《まんせいひろうしょうこうぐん》（ME／CFS）、線維筋痛症《せんいきんつうしょう》、化学物質過敏症《かがくぶっしつかびんしょう》……これらはいずれも、症状《しょうじょう》が多様で、しかもどんどん変化し、なかなかはっきりとした診断《しんだん》のつきにくい病態《びょうたい》です。診断基準《しんだんきじゅん》をすべて満たしていないという理由で、明確《めいかく》な病名がつかないことが多いんですね。このような病態《びょうたい》は、「慢性機能性疾患《まんせいきのうせいしっかん》」といいかえることもできます。

慢性機能性疾患《まんせいきのうせいしっかん》は、患者《かんじゃ》さん自身にとっても〝見えない病気〟ですが、何科の医師《いし》でも「診断《しんだん》できない」「治せない」病気と言われてきました。

なぜ多様な症状《しょうじょう》が出るのか。なぜ検査《けんさ》でハッキリした異常《いじょう》が出ないのか。

脳《のう》に慢性炎症《まんせいえんしょう》が起きているからです。

脳《のう》で何が起きているかということについて、知らなければ病気が見えてきませんし、見えなければ無視《むし》されてしまいます。治したかったら、まずは自分の病気に関心をもち、その仕組みや原理を知ることです。

体の状態《じょうたい》は、つねに一定の範囲《はんい》で揺《ゆ》らいでいます。体のさまざまな細胞《さいぼう》が、消滅《しょうめつ》と生成、減弱《げんじゃく》と増強《ぞうきょう》をくり返しています。「生きている」というのは、たえず揺《ゆ》らぎ、変化していくことなのです。それなのに変化していないように見えるのは、ホメオスタシスのおかげなのです。

▼生活習慣《しゅうかん》を変え、自然治癒力《ちゆりょく》を取り戻《もど》そう

新型《しんがた》コロナ感染症《かんせんしょう》やワクチン後遺症《こういしょう》の治療《ちりょう》の研究のおかげで、慢性機能性疾患《まんせいきのうせいしっかん》のような病態《びょうたい》にも、有効《ゆうこう》な治療薬《ちりょうやく》が次々と登場してきています。生薬粉末方剤《ふんまつほうざい》やMDα（マルチデトックスアルファ）のような自然有機体由来の漢方薬やサプリメントの利用、点滴《てんてき》による治療法《ちりょうほう》などがありますが、いずれも自由診療《しんりょう》で、それらを実践《じっせん》している医師《いし》、医療《いりょう》機関はいまだに非常《ひじょう》に少ないのが現状《げんじょう》です。

だからこそ、病態《びょうたい》を知り、病状《びょうじょう》に向き合い、治す覚悟《かくご》を決めて、日常《にちじょう》生活を変え、**体の状態《じょうたい》を調整し、自然治癒力《ちゆりょく》がしっかり働くようにする必要があります。**

「病気はお医者さんに治してもらうもの」と思っている人が多いかもしれませんが、機能《きのう》の乱《みだ》れで生じている疾患《しっかん》の場合は、**「自分でよくする」「自分の責任《せきにん》で、自分が治す」という強い気持ちと実践《じっせん》が不可欠《ふかけつ》**です。

無意識《むいしき》のうちに体に無理や我慢《がまん》を強《し》いてきたことが、ホメオスタシスに異常《いじょう》を生じさせることにつながり、不調を招《まね》いてしまったのです。自動調節機能《きのう》が働かないのであれば、体を自然な、あるべき状態《じょうたい》に意図して調節していけば、炎症《えんしょう》を鎮《しず》め、症状《しょうじょう》を軽くしていくことができるのです。

「体にやさしいこと」「体が喜《よろこ》ぶこと」は何かを考えて、元気になった自分を思い描《えが》いて、生活習慣《しゅうかん》や食習慣《しゅうかん》を変えていくことが必要なのです。

はじめからきっちりできるはずもありません。できる範囲《はんい》で少しずつメニューを増《ふ》やしていけばよいのです。何より大切なのは、自分の意思で、自分に合わせて、自分のために行うということです。

「学校も勉強も休んで、この症状《しょうじょう》は自分でよくしていく」という覚悟《かくご》が定まると、「どうすれば自分の状態《じょうたい》をもっと改善《かいぜん》できるか」ということに自然と意識《いしき》が向くようになります。人から何と言われようとも、自分のために自発的に習慣《しゅうかん》を変えていく強い気持ちが何より大切です。そういう意識《いしき》が、病気を遠ざけることにつながります。「自分でよくしていく」といっても、自分ひとりでなんとかしなきゃいけない、ということではありません。つらさをわかってくれる人、信頼《しんらい》できて安心できる人の助言や支援《しえん》を受けて一緒《いっしょ》に行っていくと、くじけないで続けられるのです。そのことも忘《わす》れないでください。

つらい症状《しょうじょう》をかかえた患者《かんじゃ》さんに「環境《かんきょう》や生活習慣《しゅうかん》を変えていきましょう」と言うと、多くの人が、ちょっと不満そうな顔をして、「先生、そういうのではなくて、効《き》き目のある薬が欲《ほ》しいんです」と反発します。「薬を飲めば、よくなる」と思い込《こ》んでいるのは、現代医療《げんだいいりょう》の大いなる勘違《かんちが》いです。

慢性機能性疾患《まんせいきのうせいしっかん》に限《かぎ》りませんが、薬はあくまで対症療法《たいしょうりょうほう》であり、耐《た》えがたい苦痛《くつう》を和《やわ》らげるための「溺《おぼ》れそうなときの浮《う》き輪」なのです。

体の仕組みや病態《びょうたい》をきちんと知っていたら、環境《かんきょう》や生活習慣《しゅうかん》を変えることが本質的《ほんしつてき》な改善《かいぜん》につながることがわかるはずなのです。

みなさんは自分の体とどう向き合いますか。

東洋医学では、健康と病気の状態《じょうたい》のあいだに「未病」という状態《じょうたい》があると考えます。**未病とは、「まだ発病にはいたらないものの、健康な状態《じょうたい》から離《はな》れつつある状態《じょうたい》」のこと**です。

健康とはホメオスタシスが保《たも》たれている状態《じょうたい》であり、病気とはホメオスタシスが崩《くず》れてしまい、元に戻《もど》りにくくなっている、または戻《もど》らなくなっている状態《じょうたい》といえるでしょう。

本当の病気にしてしまうのか、未病の段階《だんかい》でホメオスタシスを取り戻《もど》すのか、それはきみの知識《ちしき》と意識《いしき》次第なのです。

3

「脳《のう》の慢性炎症《まんせいえんしょう》」とは何か？

▼脳《のう》疲《ひ》労《ろう》と慢《まん》性《せい》炎《えん》症《しょう》の関係

コロナ禍《か》にあって最近増《ふ》えているのが、体と脳《のう》の炎症《えんしょう》が原因で起きる疲労《ひろう》である「脳疲労《のうひろう》」です。

身体疲労《ひろう》では、炎症《えんしょう》が起きているのは体だけです。しかし、**脳《のう》疲《ひ》労《ろう》になると、体にも脳《のう》にも炎症《えんしょう》が起きている**のです。

先ほど、疲労《ひろう》も炎症《えんしょう》も、慢性《まんせい》になると回復《かいふく》しにくくなる、と言いましたね。疲労《ひろう》でも病気でもそうですが、急性《きゅうせい》のもの、一過性《いっかせい》のものは休養すれば回復《かいふく》します。ホメオスタシスが正常《せいじょう》であれば、自然治癒力《ちゆりょく》が働きます。

ところが、慢性疲労《まんせいひろう》の場合は、体のどこかに炎症《えんしょう》が起き、さらに脳《のう》にも炎症《えんしょう》が波《は》及《きゅう》し、慢性的《まんせいてき》に炎症《えんしょう》が続いているのです。

「脳疲労《のうひろう》」では、炎症《えんしょう》のため**脳《のう》のストレス中枢《ちゅうすう》の自動調節機能《きのう》が異常《いじょう》をきたしています**。そのために、体のホメオスタシスが保《たも》てなくなっているのです。

体の細胞《さいぼう》や臓器《ぞうき》は、自己再生能力《じこさいせいのうりょく》が高く、健康な体であれば、ある細胞《さいぼう》が死んでも新しい細胞《さいぼう》が次々と作られます。ところが、脳《のう》の神経細胞《しんけいさいぼう》や神経《しんけい》終末はそうはいきません。いったん破壊《はかい》されたら、細胞《さいぼう》の再成は難《むずか》しく、神経《しんけい》終末の再成にも時間がかかるからです。

脳疲労《のうひろう》は「脳内《のうない》の炎症《えんしょう》によって体のホメオスタシスに破綻《はたん》が生じている」状態《じょうたい》です。そして、脳《のう》の慢性炎症《まんせいえんしょう》は、体の炎症《えんしょう》に伴《ともな》って起こる可能性《かのうせい》があります。脳《のう》の病気によって神経《しんけい》ネットワークが断線《だんせん》したり、神経細胞《しんけいさいぼう》が破壊《はかい》されたりしているわけではありません。脳《のう》はただ、免疫性《めんえきせい》の炎症《えんしょう》によって「一時的に機能《きのう》を失っている」状態《じょうたい》なのです。

▼脳《のう》の炎症《えんしょう》、カギをにぎるのは「脳《のう》の窓《まど》」

脳炎《のうえん》や脳《のう》の病気によって脳《のう》が炎症《えんしょう》を起こすというのなら理解《りかい》できます。けれども、なぜ脳以外《のういがい》の炎症《えんしょう》であっても脳《のう》は炎症《えんしょう》を起こしてしまうのでしょうか。

そのお話をしましょう。医学の専門用語《せんもんようご》などが出てきますのでちょっと難解《なんかい》に思えるかもしれませんが、ここまで読んできて体への理解《りかい》を深めてきているみなさんなら、きっとわかると思いますよ。

脳《のう》の血管には、細菌《さいきん》や化学物質《かがくぶっしつ》などの有害なものや血球、ホルモンなどが必要なく侵入《しんにゅう》できないようにするために、血管壁《けっかんへき》に「血液脳関門《けつえきのうかんもん》」（blood-brain barrier 略《りゃく》してBBBともいう）**という構造《こうぞう》があります。**BBBは、脳《のう》の血管と脳細胞《のうさいぼう》の間での物《ぶっ》質交換《しっこうかん》を自由にはさせない役目を果たしていて、血液内《けつえきない》から異物《いぶつ》や毒物《どくぶつ》が簡単《かんたん》に入れないようにしています。

BBBの血管内皮細胞《さいぼう》は、体のものとは違《ちが》って、細胞間隔《さいぼうかんかく》が非常《ひじょう》に狭《せま》くなっているのと、脂質《ししつ》のみを通過《つうか》させる働きをもっているのです。

ところが、**脳《のう》の血管のなかには、その血液脳関門《けつえきのうかんもん》（＝BBB）のない部分がある**のです。

体は、臓器同士《ぞうきどうし》、細胞同士《さいぼうどうし》がメッセージ物質《ぶっしつ》をやりとりして情報交換《じょうほうこうかん》をしているのだと言いました。**炎症《えんしょう》を知らせる物質《ぶっしつ》（炎症性《えんしょうせい》サイトカイン）は、血液《けつえき》やリンパ液《えき》や脳脊髄液《のうせきずいえき》などの体液《たいえき》を通して脳《のう》に運ばれ、BBBのない部分から脳内《のうない》に入り、脳《のう》にも炎症《えんしょう》を引き起こす**、ということがわかってきたのです。

そのBBBのない部分とは脳《のう》のどのあたりにあるのか、気になりますよね。

それが、脳《のう》のストレス中枢《ちゅうすう》といわれている「**脳室周囲《のうしつしゅうい》器官**」なのです。ここには、あらゆる身体機能《きのう》を調節するホルモン中枢《ちゅうすう》である視床下部《ししょうかぶ》や睡眠中枢《すいみんちゅうすう》である松果体《しょうかたい》、嘔吐中枢《おうとちゅうすう》である最後野《さいこうや》、ホルモン司令塔《しれいとう》である脳下垂体《のうかすいたい》などホメオスタシスを担《にな》う重要な脳器官《のうきかん》が含《ふく》まれています。だから、脳《のう》に体の炎症《えんしょう》が波及《はきゅう》すると、体の自動調節機《き》能《のう》が乱《みだ》れてしまうわけです。

脳室周囲《のうしつしゅうい》器官内の細胞《さいぼう》は、さまざまな物質《ぶっしつ》や異物《いぶつ》の侵入《しんにゅう》に直接《ちょくせつ》さらされやすいところから、「**脳《のう》の窓《まど》**」と呼《よ》ばれます。

血液脳関門《けつえきのうかんもん》（BBB）

血液脳関門《けつえきのうかんもん》（BBB: Blood Brain Barrier）は3層《そう》の細胞《さいぼう》で構成《こうせい》されている
（血管内皮細胞《さいぼう》、ペリサイト、アストロサイト）

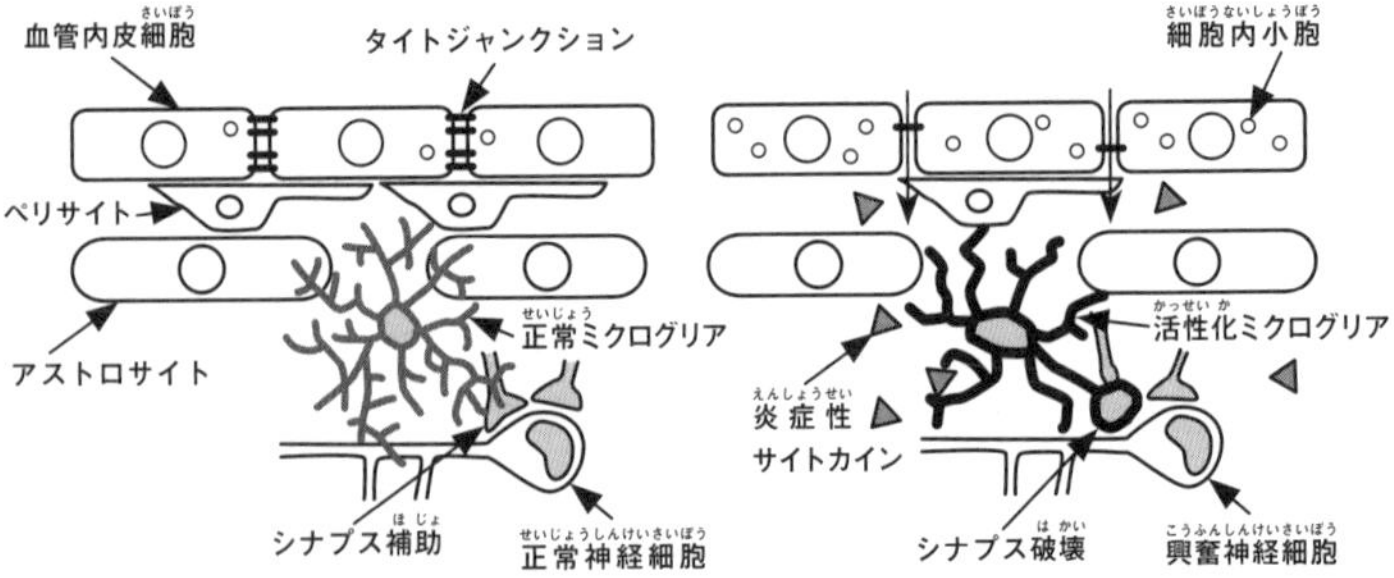

正常《せいじょう》な血液脳関門《けつえきのうかんもん》　　**リーキーブレイン**

リーキーブレインでは、バリア機能障害《きのうしょうがい》による有害物質《ぶっしつ》の流入と炎症性《えんしょうせい》サイトカインによるミクログリアの活性化《かっせいか》により神経細胞《しんけいさいぼう》の興奮《こうふん》が見られる。

腸粘膜《ちょうねんまく》上皮関門《かんもん》

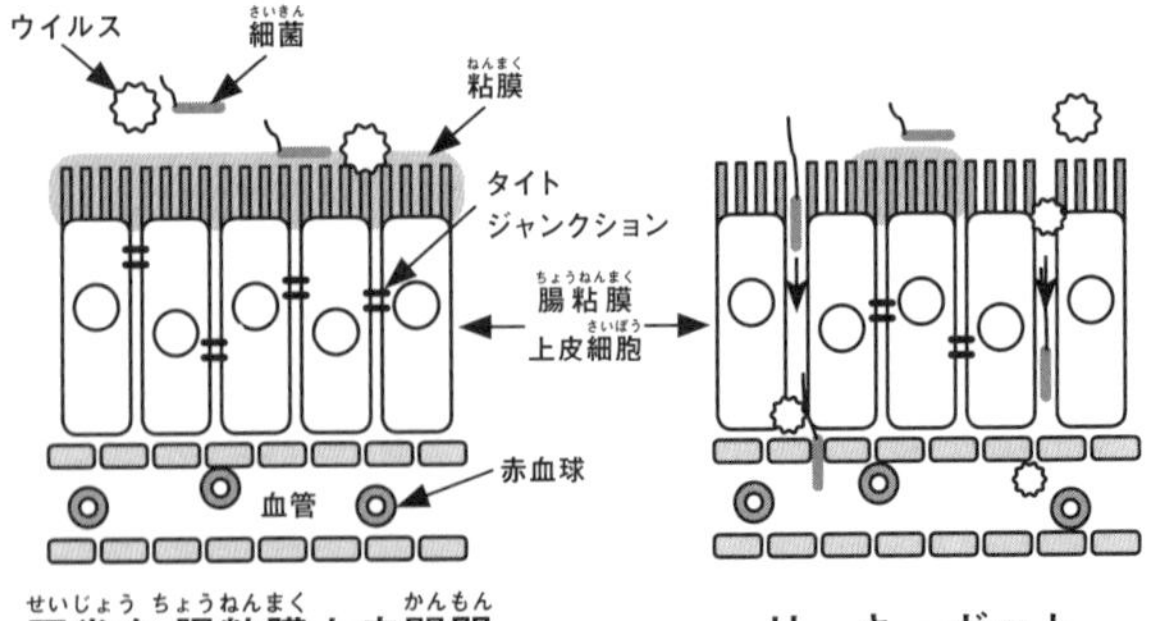

正常《せいじょう》な 腸粘膜《ちょうねんまく》上皮関門《かんもん》

善玉細菌《ぜんだまさいきん》と豊富《ほうふ》粘液《ねんえき》とタイトジャンクションで異物《いぶつ》は通らない。

リーキーガット

悪玉細菌《さいきん》と粘液《ねんえき》不足とタイトジャンクションの緩《ゆる》みで異物《いぶつ》が通る。

▼なぜ脳室周囲器官《のうしつしゅうい》は防御《ぼうぎょ》が薄《うす》いのか？

脳室周囲器官《のうしつしゅうい》は、生活リズム、ストレス反応《はんのう》、認知機能《にんちきのう》、痛《いた》み抑制《よくせい》、運動、代謝《たいしゃ》、免疫《めんえき》など、さまざまな機能《きのう》を制御《せいぎょ》している「ホメオスタシスの中枢《ちゅうすう》」ともいえる場所です。そんな大事な場所なのに、なぜ脳室周囲器官《のうしつしゅうい》にはＢＢＢがなく、防御《ぼうぎょ》が薄《うす》くなっているのでしょうか。

これにも理由があります。

ストレス中枢《ちゅうすう》ともいえる脳室周囲器官《のうしつしゅうい》は、体からのメッセージ物質《ぶっしつ》を受け取って密《みつ》に情報交換《じょうほうこうかん》をして、体へのアクセルとブレーキの指令を出しています。つねに体との情報交換《じょうほうこうかん》を行っている必要があるために、ＢＢＢがない構造《こうぞう》になっているのです。

つまり、「情報《じょうほう》のハブ（継《つ》ぎ目）」を担《にな》っていることが、防御《ぼうぎょ》の弱点にもなってしまっているわけです。（71ページの図参照）

脳室周囲器官《のうしつしゅうい》が情報交換《じょうほうこうかん》している各種のメッセージ物質《ぶっしつ》のなかには、体内の炎症《えんしょう》で生じた「ストレスホルモン」（ストレス反応《はんのう》で分泌《ぶんぴつ》される物質《ぶっしつ》）もあります。ストレス中枢《ちゅうすう》である視床下部《ししょうかぶ》は、体からストレス情報《じょうほう》を受け取ると、それに反応《はんのう》して自律神《じりつしん》経《けい》や内分泌《ないぶんぴつ》、免疫《めんえき》や循環《じゅんかん》の制御《せいぎょ》を促《うなが》すよう体に指令を出しています。

こうした作用によって、私《わたし》たちの体はストレス刺激《しげき》に対応《たいおう》し、機能《きのう》を調節することができているのです。

ところが、脳室周囲器官《のうしつしゅうい》に炎症性物質《えんしょうせいぶっしつ》が入ってきてその部位やその周辺に慢性炎症《まんせいえんしょう》を起こしてしまうと、視床下部《ししょうかぶ》につながるネットワークの働きが乱《みだ》れて、誤認《ごにん》や誤作《ごさ》動《どう》を起こし、正しく機能《きのう》を調節することができなくなってしまいます。

原因《げんいん》のわからない長引く体調不良が特徴《とくちょう》である慢性機能性疾患《まんせいきのうせいしっかん》は、このような脳《のう》の慢性炎症《まんせいえんしょう》が原因で発症《はっしょう》するのではないかと考えられるようになってきています。

脳室周囲器官《のうしつしゅうい》（脳半球《のうはんきゅう》の内側面図）

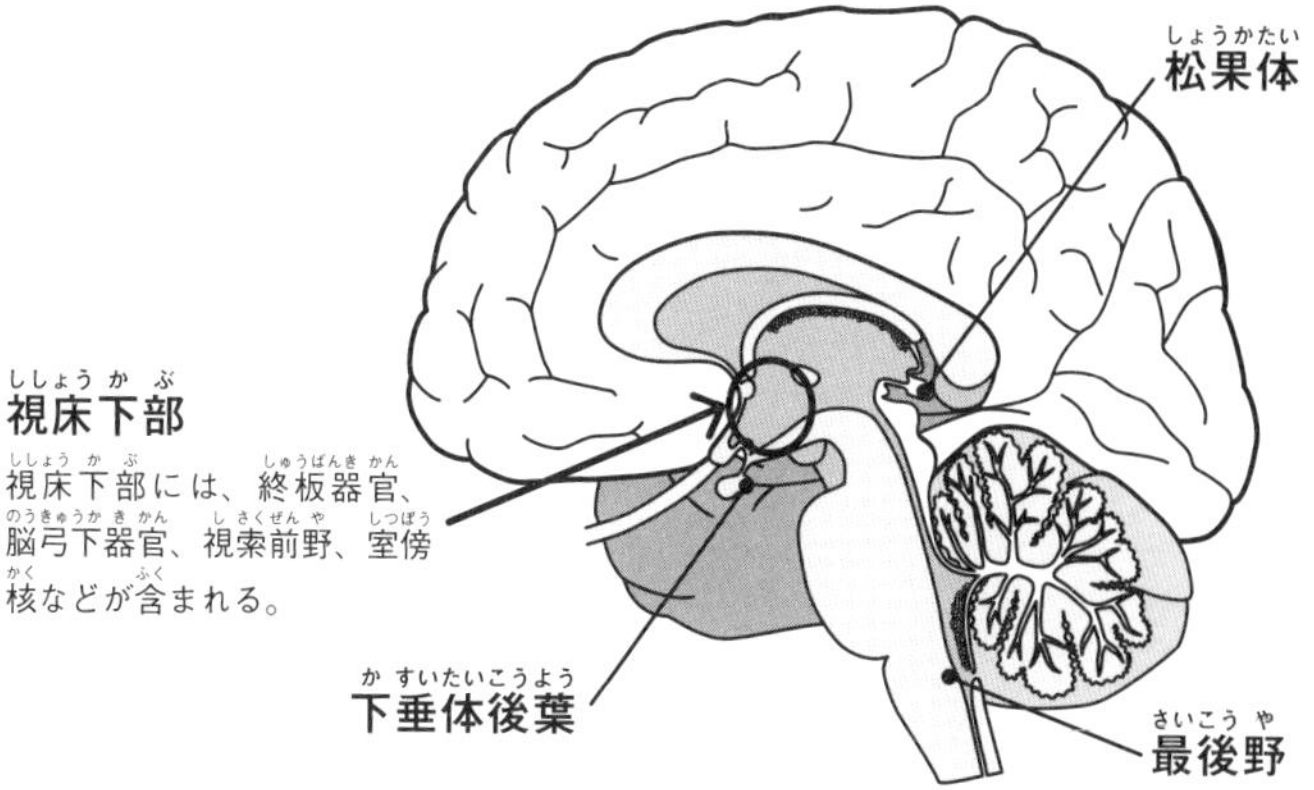

脳室周囲器官《のうしつしゅういきかん》は、生命維持《いじ》に関わる恒常性《こうじょうせい》を制御《せいぎょ》する重要脳器官《のうきかん》であり、血液脳関門《けつえきのうかんもん》を持たない脳部位《のうぶい》の総称《そうしょう》である。血液脳関門《けつえきのうかんもん》を持たないことで、血中の分子を感知し、脳《のう》で産生したホルモンを血中へ分泌《ぶんぴつ》するため、「脳《のう》の窓《まど》」と呼《よ》ばれる。血液脳関門《けつえきのうかんもん》を持たないがゆえに、神経細胞《しんけいさいぼう》が血中の有害な分子にさらされる可能性《かのうせい》もある。

日本神経化学会奨励賞受賞者研究紹介：「脳の窓」脳室周囲器官の動的な血管構築から読み解く脳と全身の情報交換機構（竹村〈森田〉晶子・2020年12月30日発行）より

ストレス中枢《ちゅうすう》（脳室周囲器官《のうしつしゅうい》）

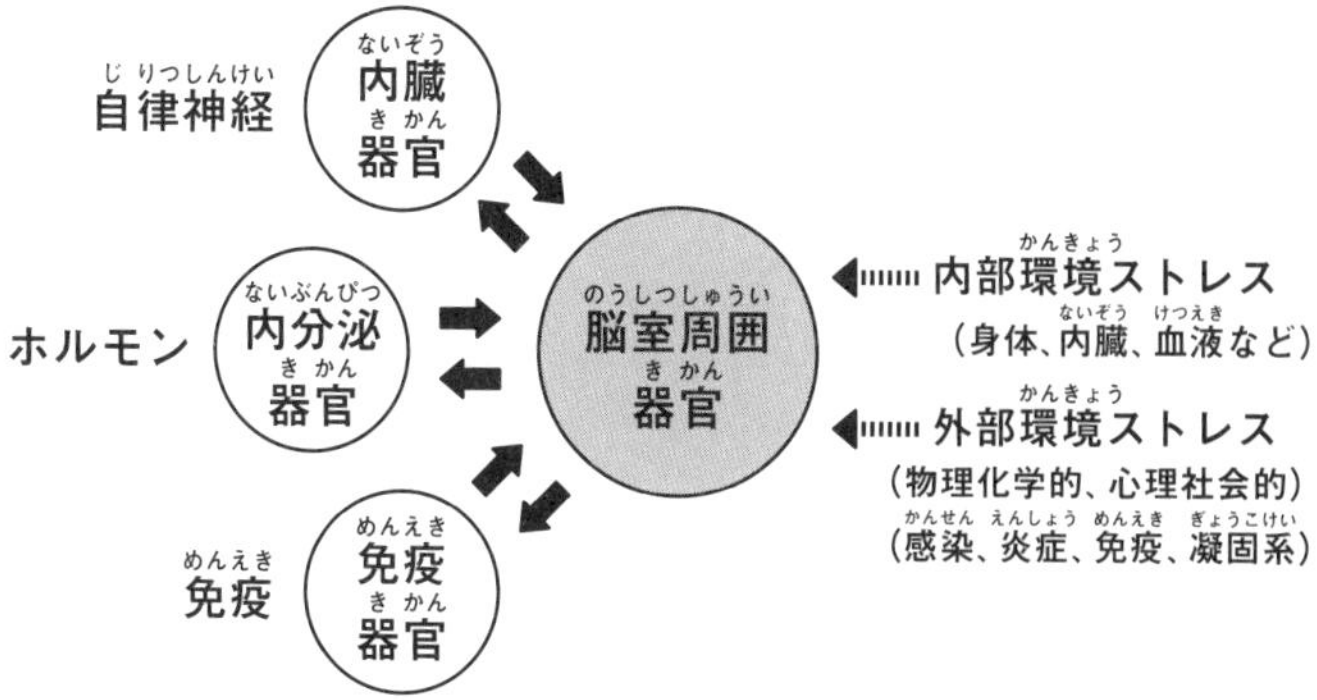

▼疲《つか》れやすさは脳《のう》の慢性炎症《まんせいえんしょう》のせいかも

長年の世界中の研究の結果、過剰《かじょう》なストレス状態《じょうたい》が脳《のう》の炎症《えんしょう》を引き起こし、脳《のう》の慢性炎症《まんせいえんしょう》が、慢性機能性疾患《まんせいきのうせいしっかん》を生じさせることがわかってきました。同じストレス刺激《しげき》でも、それに対するストレス反応《はんのう》の程度《ていど》は、人により異《こと》なります。

たとえば、生まれもった敏感気質《びんかんきしつ》や神経発達症《しんけいはったつしょう》や逆境《ぎゃっきょう》体験の中で育った人など過《か》敏性《びんせい》をもつ人は、その感受性《かんじゅせい》の高さや反応性《はんのうせい》の強さゆえにとてもストレス反応《はんのう》が強いのです。

神経発達症《しんけいはったつしょう》があると、感覚や神経《しんけい》の働き方が多くの人とは違《ちが》うため、自己認識《じこにんしき》や自《じ》己表現《こひょうげん》が苦手だったり、自分の特性《とくせい》を理解《りかい》してもらえなかったりすることも多く、精《せい》神的《しんてき》にもストレスを感じる場面が多いようです。

つまり、神経発達症《しんけいはったつしょう》の特性《とくせい》がある人は、神経《しんけい》ネットワークの働き方に偏《かたよ》りがあり、過剰《かじょう》なストレスを継続的《けいぞくてき》に感じている可能性《かのうせい》が高く、脳《のう》の慢性炎症《まんせいえんしょう》を起こしやすいといえます。

また、育つ過程《かてい》で、過剰《かじょう》なストレス刺激《しげき》にさらされている人、たとえば家庭内に暴力《ぼうりょく》や虐待《ぎゃくたい》がある、学校でいじめやからかいを受けている、家族の世話や手伝いをせざるを得《え》ないヤングケアラーの立場にある、といった小児期の逆境《ぎゃっきょう》体験をもつ人たちは、明らかに強いストレス反応《はんのう》をかかえた状態《じょうたい》になっています。

こうした状態《じょうたい》が続くと、子どもの脳《のう》に炎症《えんしょう》が生じ、脳《のう》の構造《こうぞう》が変化します。ストレスホルモンの分泌《ぶんぴつ》をコントロールする遺伝子《いでんし》の発現《はつげん》が変化し、過剰《かじょう》なストレス反応《はんのう》の結果、体や脳《のう》に慢性炎症《まんせいえんしょう》を起こし、成人後に病気にかかりやすくなると言われています。

▼脳《のう》の慢性《まんせい》炎症《えんしょう》が引き起こす「慢性疲労症候群《まんせいひろうしょうこうぐん》」

脳《のう》の慢性炎症《まんせいえんしょう》によって、動作後の強い疲労感《ひろうかん》や倦怠感《けんたいかん》を中心としたさまざまな症状《しょうじょう》が生じる病態《びょうたい》があります。

一般的《いっぱんてき》に「**慢性疲労症候群《まんせいひろうしょうこうぐん》**」と呼《よ》ばれることが多いですが、正式な病名は「**筋痛性脳脊髄炎《きんつうせいのうせきずいえん》／慢性疲労症候群《まんせいひろうしょうこうぐん》（ME／CFS）**」といいます。

強い疲労感《ひろうかん》や倦怠感《けんたいかん》、慢性《まんせい》の微熱《びねつ》、毎日の頭痛《ずつう》・腹痛《ふくつう》、関節・筋肉《きんにく》の劇痛《げきつう》、ひどいめまいや立ちくらみ、強烈《きょうれつ》な睡眠障害《すいみんしょうがい》、過剰《かじょう》なほどの感覚過敏《かびん》のほか、頭がモヤモヤして働かない、気分が沈《しず》んでやる気が起きない、少し動いただけでも疲労感《ひろうかん》が長引く、不安や恐怖《きょうふ》が止まない……など、本当に多様な症状《しょうじょう》がある日を境《さかい》に突然《とつぜん》出てきます。

その後は、十分に休養をとっても疲労感《ひろうかん》は抜《ぬ》けず、体調は回復《かいふく》しません。ME／CFSとは知らずに動き続けると、日常《にちじょう》生活に著《いちじる》しく支障《ししょう》が出てしまうことも少なくありません。なかには、立つことも動くこともできなくなり、寝《ね》たきり生活になってしまう人もいます。

この病態《びょうたい》自体はかなり古くからあるのですが、〝医者が知らない病気〟でした。

病院に行ってもいくつもの診療科《しんりょうか》をたらい回しにされ、「どんな病気なのか、何が原因《げんいん》なのかがわからないまま、つらい状態《じょうたい》が続いていた」と患者《かんじゃ》さんは言います。

検査《けんさ》では異常《いじょう》が見つからないので、精神的《せいしんてき》なものだと言われてしまい、さまざまな症状《しょうじょう》を理解《りかい》してもらえないことが多いのです。

ところが、2020年以降この病気について、急速に研究や治療《ちりょう》が進められるようになりました。

それは、新型《しんがた》コロナウイルス感染症《かんせんしょう》（COVID-19）の影響《えいきょう》なのです。

コロナウイルスに感染《かんせん》した人たちや、ワクチンを接種《せっしゅ》した人たちの後遺症《こういしょう》の症状《しょうじょう》のなかに、ME／CFSと似た症状《しょうじょう》があったからです。このため、世界中でコロナの研究とともに、コロナ後遺症《こういしょう》についても研究が進むようになったのです。

▼ME／CFSとはどんな病気？

現在《げんざい》では、**ME／CFSは脳《のう》の慢性炎症《まんせいえんしょう》によるもの**だとわかっています。

長期間にわたる過剰《かじょう》なストレスにより、体から出された炎症性《えんしょうせい》メッセージ物質《ぶっしつ》が脳《のう》内《ない》に侵入《しんにゅう》することで、ホメオスタシスの中枢《ちゅうすう》である脳室周囲器官《のうしつしゅうい》に慢性《まんせい》の免疫性炎症《めんえきせいえんしょう》が起き、体の自動調節機能《きのう》に破綻《はたん》が生じていると考えられるようになりました。

しかし、長いあいだ、そして現在でもなお医者もよく知らないため、原因《げんいん》もわからないまま患者《かんじゃ》さんたちはつらい思いをしています。

実際《じっさい》にこの病気になった方が闘病《とうびょう》の様子をマンガにした『ある日突然《ひとつぜん》、慢性疲労《まんせいひろう》症候群《しょうこうぐん》になりました。』（ゆらり著《ちょ》　倉恒弘彦《くらつねひろひこ》監修《かんしゅう》　合同出版《しゅっぱん》）という本があります。

突然《とつぜん》の体調異変《いへん》、襲《おそ》ってくるいろいろな症状《しょうじょう》の様子、まわりの人たちから病気のことを誤解《ごかい》され、傷《きず》ついてしまうつらさなど、さまざまな苦しさが克明《こくめい》に描《えが》かれています。これを読むと、「患者《かんじゃ》さんはこんな思いをしているのか……」と胸《むね》が詰《つ》まります。

マンガなのでとても読みやすく、ME／CFSという病気の実情《じつじょう》を知るうえで非常《ひじょう》に参考になる本です。

日本では、2016年まで「慢性疲労症候群《まんせいひろうしょうこうぐん》」とだけ呼《よ》ばれてきていました。この病名は、1980年代にアメリカで原因《げんいん》不明の強い疲労《ひろう》を訴《うった》える人たちの症例《しょうれい》を研究する際《さい》に使われはじめ、英語の「Chronic Fatigue Syndrome」が、日本では「慢性疲労症候群《まんせいひろうしょうこうぐん》」と訳《やく》されたのです。

ただ、病名に「疲労《ひろう》」と入っていることが誤解《ごかい》や偏見《へんけん》を生むことになってしまいました。

体の疲労《ひろう》が長く続いていることと勘違《かんちが》いされたのです。

「疲《つか》れて動けない？　疲《つか》れているのは自分だけだなんて思わないで。私《わたし》だって疲《つか》れているのだから」

「疲《つか》れがひどいだけで寝《ね》たきり？　甘《あま》えているんじゃない？」

「さぼりたいだけなのではないか」「ずる休みするための言いわけとしか思えない」

病気の実態《じったい》を知らない人たちから理解《りかい》を得《え》られず、こんなことを言われてしまい、病気そのものの苦痛《くつう》に加えて、無理解《むりかい》と偏見《へんけん》によって傷《きず》つけられる苦しみを味わうことが多かったのです。

病名に「慢性疲労《まんせいひろう》」とあることで誤解《ごかい》や偏見《へんけん》を受けやすい状況《じょうきょう》は、日本だけでなくほかの国々でも問題視《もんだいし》されてきました。

医学的研究が進んで、この病気のメカニズムが次第に判明《はんめい》してきました。脳脊髄内《のうせきずいない》に、ミクログリアという免疫細胞《めんえきさいぼう》の活性化《かっせいか》による、細菌《さいきん》やウイルスによらない炎症《えんしょう》が起きて、神経《しんけい》のシナプスが傷害《しょうがい》されて神経《しんけい》ネットワークの機能《きのう》に異常《いじょう》が生じる疾患《しっかん》であるとわかってきたことで、病名を検討《けんとう》しなおしたほうがいいという声が増《ふ》えたのです。

それで、日本では、2016年に「筋痛性脳髄膜炎《きんつうせいのうずいまくえん》（ME：Myalgic Encephalomyelitis）」と「慢性疲労症候群《まんせいひろうしょうこうぐん》（CFS：Chronic Fatigue Syndrome）」とを併記《へいき》した病名、「筋痛性脳髄膜炎《きんつうせいのうずいまくえん》／慢性疲労症候群《まんせいひろうしょうこうぐん》（ME／CFS）」が、正式な病名と定められるようになりました。

大人の場合、症状《しょうじょう》が6か月以上継続《けいぞく》していることがME／CFSの診断《しんだん》のひとつの目安になっていますが、子どもや10代の場合、早く気づいて早く対処《たいしょ》することが求められるため、3か月以上続いていたら診断可能《しんだんかのう》とされています。

▼のどの異常《いじょう》はひとつのサイン

ME／CFSは、慢性機能性疾患《まんせいきのうせいしっかん》のひとつです。原因がよくわからない機能的《きのうてき》な疾《しっ》患《かん》のため、長い間研究がなかなか進まなかったのですが、統合医療《とうごういりょう》を行っている医療《いりょう》者《しゃ》や整体治療《ちりょう》を行っている関係者の分野では、この病態《びょうたい》を「**副腎疲労**《ふくじんひろう》」と呼《よ》んで治療《ちりょう》してきていました。

副腎疲労《ふくじんひろう》というのは、西洋医学においては、正式な病名としても診断基準《しんだんきじゅん》としても認《みと》められていません。しかし、ME／CFSの病態《びょうたい》の理解《りかい》や対処法《たいしょほう》としては間違《まちが》いではなく、コロナ後遺症《こういしょう》でも副腎《ふくじん》の機能障害《きのうしょうがい》が指摘《してき》されるようになりました。

また、ME／CFSのような病態《びょうたい》になっている人たちの多数に共通することとして、「のどの奥《おく》の上咽頭《じょういんとう》に異常《いじょう》が起きている」ということが指摘《してき》されています。患者《かんじゃ》さん本人がのどの痛《いた》みや違和感《いわかん》を自覚していなくても、「上咽頭《じょういんとう》」に異変《いへん》が見られるのです。

上咽頭《じょういんとう》は、2つの鼻穴《はなあな》から入った空気がのどと合流する鼻腔《びくう》の奥《おく》の壁《かべ》で、繊毛《せんもう》が内腔《ないくう》にびっしり出ていて、細菌《さいきん》やウイルスなどの病原菌《びょうげんきん》が付着しやすいところです。そして、腸管《ちょうかん》の絨毛《じゅうもう》と同じように、外から入ってくる異物《いぶつ》をチェックする免疫《めんえき》器官の役《やく》割《わり》も担《にな》っています。そこが炎症《えんしょう》を起こすのです。上咽頭《じょういんとう》が炎症《えんしょう》を起こすと、異物《いぶつ》や炎症性物質《えんしょうせいぶっしつ》が血液《けつえき》や脳脊髄液《のうせきずいえき》やリンパ液《えき》にのって脳幹《のうかん》の神経《しんけい》や全身の臓器《ぞうき》へ流れていき、免疫反応《めんえきはんのう》を起こします。このように上咽頭《じょういんとう》は、神経《しんけい》と内分泌《ないぶんぴつ》、免疫《めんえき》と循環《じゅんかん》の軸《じく》が交差する重要な病巣となっています。

ただ、上咽頭壁《じょういんとうへき》の炎症《えんしょう》は、扁桃腺《へんとうせん》の炎症《えんしょう》のような痛《いた》みや違和感《いわかん》があまりなく、無症状《むしょうじょう》のこともあるため、気づかないこともよくあります。

ME／CFSのほか、腎臓病《じんぞうびょう》、皮膚病《ひふびょう》、自己免疫疾患《じこめんえきしっかん》、多臓器疾患《たぞうきしっかん》など、さまざまな病気に「慢性上咽頭炎《まんせいじょういんとうえん》」が関与《かんよ》していることがわかっており、治療《ちりょう》には鼻うがいや上咽頭擦過療法《じょういんとうさっかりょうほう》などが効果《こうか》があるようです。

上咽頭《じょういんとう》の異変《いへん》は、脳《のう》の慢性炎症《まんせいえんしょう》に気づくためのひとつの特徴《とくちょう》、サインといえるかもしれません。

さまざまな身体不調の原因《げんいん》がなかなかわからないときには、耳鼻咽喉科《いんこうか》で上咽頭炎《じょういんとうえん》が起きていないか診《み》てもらい治療《ちりょう》してもらうとよいでしょう。

4

脳《のう》や体の「慢性炎症《まんせいえんしょう》」が引き起こす病気

▼ME／CFSに似《に》た病態《びょうたい》はほかにもある

脳《のう》の慢性炎症《まんせいえんしょう》によって「筋痛性脳髄膜炎《きんつうせいのうずいまくえん》／慢性疲労症候群《まんせいひろうしょうこうぐん》（ME／CFS）」が発症《はっしょう》する流れをもう一度おさらいしておきましょう。

①体の自動調節機能《きのう》をつかさどっている脳室周囲器官《のうしつしゅうい》が慢性炎症《まんせいえんしょう》を起こすと、

②体と脳《のう》の情報交換《じょうほうこうかん》に誤認《ごにん》・誤作動《ごさどう》を起こす。

③脳《のう》と体とのあいだに情報《じょうほう》の誤差《ごさ》（ズレ）が生じ、

④自動調節機能《きのう》が破綻《はたん》し、さまざまな症状《しょうじょう》が出る。

⑤放置したり負荷が加わると炎症《えんしょう》が持続する。

こうした脳《のう》や体の慢性炎症《まんせいえんしょう》が原因《げんいん》で発症《はっしょう》すると考えられている病態《びょうたい》が、ほかにもいろいろあります。まずは「コロナ後遺症《こういしょう》」から紹介《しょうかい》していきましょう。

▼現在急増《げんざいきゅうぞう》している「コロナ後遺症《こういしょう》」

２０２３年現在《げんざい》、コロナ後遺症《こういしょう》で苦しむ人がとても増《ふ》えています。

通常《つうじょう》の療養《りょうよう》期間が終わってからもさまざまな症状《しょうじょう》が長く続くところから、英語では「Long《ロング》 Haul《ホール》 COVID《コヴィット》 Syndrome《シンドローム》(LHCS)/Post《ポスト》-COVID《コヴィット》 Syndrome《シンドローム》」と呼《よ》ばれています。

コロナ後遺症《こういしょう》の精神神経症状《せいしんしんけいしょうじょう》としてよく知られるようになった「疲労感《ひろうかん》・倦怠感《けんたいかん》」「筋肉痛《きんにくつう》・関節痛《かんせつつう》」「思考力・集中力の低下（ブレインフォグ）」「記憶障害《きおくしょうがい》」「嗅覚《きゅうかく》・味覚の異常《いじょう》」などは、ME／CFSでもよく見られる症状《しょうじょう》です。

コロナ後遺症《こういしょう》だけでなく、これまでにも細菌《さいきん》やウイルスなどによる感染症《かんせんしょう》の後遺症《こういしょう》として、ME／CFSと同様の症状《しょうじょう》が発症《はっしょう》することは報告《ほうこく》されていました。EBウイルス感染症《かんせんしょう》、インフルエンザ、SARS《サーズ》（重症急性呼吸器症候群《じゅうしょうきゅうせいこきゅうきしょうこうぐん》）、MERS《マーズ》（中東呼吸器症候群《こきゅうきしょうこうぐん》）など多くのウイルス感染後《かんせんご》に、症状《しょうじょう》が見られていたのです。

コロナ後遺症《こういしょう》では、これらに加えて、さらに多くのさまざまな身体症状《しょうじょう》が合併《がっぺい》し

コロナ後遺症《こういしょう》の主な症状《しょうじょう》

発症部位《はっしょうぶい》	症状《しょうじょう》
呼吸器系《こきゅうきけい》	息切れ・鼻づまり・しつこい咳《せき》など
精神神経系《せいしんしんけいけい》	ブレインフォグ・倦怠感《けんたいかん》・疲労感《ひろうかん》・頭痛《ずつう》・偏頭痛《へんずつう》・うつ状態《じょうたい》・集中力低下・不眠《ふみん》・めまい・パニック症《しょう》・耳鳴り・無嗅症《むきゅうしょう》・異嗅症《いきゅうしょう》など
筋骨格系《きんこっかくけい》	筋肉痛《きんにくつう》・疲労感《ひろうかん》・脱力感《だつりょくかん》・関節痛《かんせつつう》・運動不能《ふのう》・運動後の倦怠感《けんたいかん》・生活の不自由など
心臓血管系《しんぞうけっかんけい》	動悸《どうき》・不整脈《ふせいみゃく》・レイノー症状《しょうじょう》・低血圧《ていけつあつ》・運動時の頻脈《ひんみゃく》など
自律神経系《じりつしんけいけい》	起立性頻脈症《きりつせいひんみゃくしょう》・多汗症《たかんしょう》など
消化器系《しょうかきけい》	食欲不振《しょくよくふしん》・下痢《げり》・腹部膨満感《ふくぶぼうまんかん》・嘔気《おうき》・嘔吐《おうと》など
皮膚系《ひふけい》	かゆみ・発疹《ほっしん》・皮膚《ひふ》ひっかきなど
その他	鼻水・目の充血《じゅうけつ》やかゆみ・脱毛《だつもう》・味覚異常《いじょう》・ドライアイやドライマウスなど

てきます。

コロナ後遺症《こういしょう》として報告《ほうこく》されている主な症状《しょうじょう》には、右の表のようなものがあります。

多様な症状《しょうじょう》の中でも、謎《なぞ》が多く、生活に支障《ししょう》をきたすのが「ブレインフォグ」です。脳《のう》に霧《きり》がかかったような状態《じょうたい》になって頭がぼ〜っとし、思考力が働かなくなります。

具体的には、

- 人の話が理解《りかい》できない
- 書いてあることが理解《りかい》できない
- 記憶《きおく》できない、思い出せない
- 言葉が出てこない
- 普通《ふつう》では間違《まちが》えないようなミスや失敗をする

などの症状《しょうじょう》が起こり、認知機能全般《にんちきのうぜんぱん》に機能障害《きのうしょうがい》が出るのです。「自分の頭はいったいどうなってしまったんだろう」「いつになったら治るんだろう」などと不安になりますし、10代の場合は、学業に著《いちじる》しい影響《えいきょう》をおよぼします。

▼ワクチンでコロナ後遺症《こういしょう》と同じ症状《しょうじょう》になることも

新型《しんがた》コロナウイルスの感染予防《かんせんよぼう》のためにワクチン接種《せっしゅ》をしたら、急性《きゅうせい》の重篤《じゅうとく》な副反《ふくはん》応《のう》にとどまらず、コロナ後遺症《こういしょう》と同じような症状《しょうじょう》が出ることがあります。

mRNAワクチンは、ウイルス表面蛋白質《たんぱくしつ》の遺伝情報《いでんじょうほう》を担《にな》うmRNAの断片《だんぺん》を特殊《とくしゅ》な処理《しょり》をして筋肉《きんにく》に注射《ちゅうしゃ》し、体内の細胞《さいぼう》にその蛋白質《たんぱくしつ》を作らせるものです。これに対し免疫反応《めんえきはんのう》が生じ抗体《こうたい》が作られ、免疫細胞《めんえきさいぼう》に記憶《きおく》されウイルス感染《かんせん》に備《そな》えます。

新型《しんがた》コロナウイルスは、血管内皮細胞《さいぼう》や粘膜《ねんまく》上皮細胞《さいぼう》の受容体《じゅようたい》に付着して体内に入りますが、まずは細胞性免疫反応《さいぼうせいめんえきはんのう》で撃退《げきたい》し、次に抗体《こうたい》による免疫反応《めんえきはんのう》でウイルスを攻《こう》撃《げき》します。肥満《ひまん》や動脈硬化《どうみゃくこうか》などがありウイルスによる免疫反応《めんえきはんのう》のアクセルが強すぎたり、免疫反応《めんえきはんのう》を抑《おさ》えるブレーキの反応が弱すぎたりすると、免疫反応《めんえきはんのう》の暴走《ぼうそう》が起き、激《はげ》しい炎症反応《えんしょうはんのう》を全身に生じて状態《じょうたい》が重篤化《じゅうとくか》することがあります。

生まれもって敏感《びんかん》な気質《きしつ》や体質《たいしつ》をもつ人、生後に敏感《びんかん》な体質《たいしつ》を身につけた人は、些《さ》細《さい》な刺激《しげき》に対してとくに強く反応《はんのう》が出やすいと考えられます。

ですから、新型《しんがた》コロナのワクチンの接種《せっしゅ》については、副反応《ふくはんのう》リスクを慎重《しんちょう》に調べたうえで、過敏性《かびんせい》や不耐性《ふたいせい》についても十分に配慮《はいりょ》して個々《ここ》に判断《はんだん》すべきだと思います。「みんなが受けているから自分も」という単純《たんじゅん》な選択《せんたく》はすべきではありません。体質《たいしつ》も身体状態《じょうたい》も免疫反応《めんえきはんのう》も一人ひとりみんな違《ちが》うのですから、「自分にとって」最善《さいぜん》の選択《せんたく》をしましょう。「自分の体を守るために、自分はどうしたいか」という意識《いしき》を常《つね》にもって判断《はんだん》することが大切です。

▼コロナ後遺症《こういしょう》とワクチン後遺症《こういしょう》の違《ちが》い

はたしてコロナ後遺症《こういしょう》とワクチン後遺症《こういしょう》は同じなのでしょうか、違《ちが》うのでしょうか。

コロナ後遺症《こういしょう》を2000例以上、ワクチン後遺症《こういしょう》を800例以上診察《しんさつ》してきた統合《とうごう》医療《いりょう》センター福田内科クリニックの福田克彦《かつひこ》医師《いし》は、他院でコロナ後遺症《こういしょう》と診断《しんだん》されたケースの8割《わり》以上にワクチン接種歴《せっしゅれき》があり、その多くはワクチン接種後《せっしゅご》のコロナ感《かん》染《せん》（バイナリー感染《かんせん》）があって後遺症《こういしょう》を発症《はっしょう》した「ワクチン→コロナ後遺症《こういしょう》」が主体であると述《の》べています（『ワクチン後遺症《こういしょう》社会の到来《とうらい》』福田克彦《かつひこ》著《ちょ》　ヒカルランド　2023年）。

ワクチン接種後《せっしゅご》にはコロナ感染症《かんせんしょう》を発症《はっしょう》しやすく、感染症状《かんせんしょうじょう》の遷延《せんえん》や突発的《とっぱつてき》な後《こう》遺症《いしょう》も発症《はっしょう》しますが、ほとんどの患者《かんじゃ》はワクチン接種《せっしゅ》の関与《かんよ》を見逃《みのが》されたままコロナ後遺症《こういしょう》と診断《しんだん》され治療《ちりょう》されています。コロナ後遺症《こういしょう》とワクチン後遺症《こういしょう》の2つの後遺症《こういしょう》は、病態《びょうたい》と症状《しょうじょう》、診断《しんだん》と治療法《ちりょうほう》が大きく異《こと》なるのです。

コロナ後遺症《こういしょう》よりワクチン後遺症《こういしょう》に多い病態《びょうたい》・疾患《しっかん》としては、ギラン・バレー症候《しょうこう》群《ぐん》や関節リウマチなどの自己免疫性疾患《じこめんえきせいしっかん》、筋痛性脳脊髄炎《きんつうせいのうせきずいえん》／慢性疲労症候群《まんせいひろうしょうこうぐん》や線維筋《せんいきん》痛症《つうしょう》などの慢性機能性疾患《まんせいきのうせいしっかん》、無月経《むげっけい》・過多月経《かたげっけい》などの月経異常《げっけいいじょう》、帯状疱疹《たいじょうほうしん》や蕁麻疹《じんましん》、紅斑《こうはん》や脱毛《だつもう》などの皮膚疾患《ひふしっかん》、子宮体癌《しきゅうたいがん》・急速に進行するリンパ腫《しゅ》などのターボ癌《がん》や原《げん》発巣不明癌《ぱっそうふめいがん》が挙げられます（図表参照）。

発症経過《はっしょうけいか》も症状《しょうじょう》も多様で原因《げんいん》もよくわからないコロナ感染症《かんせんしょう》は、ただの風邪《かぜ》ではありません。コロナ感染歴《かんせんれき》のない「ワクチン感染《かんせん》」も危険《きけん》ですが、ワクチン接種後《せっしゅご》のコ

ワクチン接種《せっしゅ》後《ご》副反応《ふくはんのう》・有害事象《じしょう》の症状《しょうじょう》と診断名《しんだんめい》

発症部位《はっしょうぶい》	症状《しょうじょう》
精神神経系《せいしんしんけいけい》	三叉神経痛《さんさしんけいつう》・顔面／舌咽神経麻痺《ぜついんしんけいまひ》・顔面神経麻痺《しんけいまひ》・脳梗塞《のうこうそく》・くも膜《まく》下出血《かしゅっけつ》・急性硬膜下血腫《きゅうせいこうまくかけっしゅ》・急性散在性脳脊髄炎《きゅうせいさんざいせいのうせきずいえん》・クロイツフェルト・ヤコブ病・統合失調症《とうごうしっちょうしょう》・自閉症《じへいしょう》・認知症《にんちしょう》・自殺企図《じさつきと》
自律神経系《じりつしんけいけい》	自律神経《じりつしんけい》失調・筋痛性脳髄炎《きんつうせいのうずいえん》/慢性疲労症候群《まんせいひろうしょうこうぐん》・線維筋痛症《せんいきんつうしょう》・化学《かがく》物質過敏症《ぶっしつかびんしょう》・電磁波過敏症《でんじはかびんしょう》
心臓血管系《しんぞうけっかんけい》	心不全・発作性心房細動《ほっさせいしんぼうさいどう》・狭心症《きょうしんしょう》・心筋梗塞《しんきんこうそく》・大動脈解離《だいどうみゃくかいり》・側頭動《どう》脈炎《みゃくえん》・四肢静脈怒張《ししじょうみゃくどちょう》・リンパ浮腫《ふしゅ》・静脈瘤深部静脈血栓症《じょうみゃくりゅうしんぶじょうみゃくけっせんしょう》
消化器系《しょうかきけい》	胃食道逆流症《いしょくどうぎゃくりゅうせい》・機能性胃腸症《きのうせいいちょうしょう》・機能性《きのうせい》ディスペプシア・過敏性腸《かびんせいちょう》症候群《しょうこうぐん》・ 小腸内細菌増殖症《しょうちょうないさいきんぞうしょくしょう》・胃十二指腸潰瘍《いじゅうにしちょうかいよう》・潰瘍性大腸炎《かいようせいだいちょうえん》
血液系《けつえきけい》	特発性《とくはつせい》血小板減少性紫斑病《げんしょうせいしはんびょう》・再生不良性貧血《さいせいふりょうせいひんけつ》・急性《きゅうせい》リンパ性《せい》白血病・多発性骨髄腫《たはつせいこつずいしゅ》・成人T細胞《さいぼう》白血病・リンパ腫《しゅ》・リンパ節腫《せつしゅ》
内分泌代謝系《ないぶんぴつたいしゃけい》	甲状腺機能異常《こうじょうせんきのういじょう》・副腎疲労《ふくじんひろう》・慢性上咽頭炎《まんせいじょういんとうえん》・(男性《だんせい》)更年期障害《こうねんきしょうがい》・月《げっ》経困難《けいこんなん》(無月経《むげっけい》)・関節リウマチ・全身性《ぜんしんせい》エリテマトーデス
呼吸器系《こきゅうきけい》	気管支喘息《きかんしぜんそく》・気管支炎《きかんしえん》・肺炎《はいえん》・睡眠時無呼吸症候群《すいみんじむこきゅうしょうこうぐん》
皮膚科系《ひふかけい》	帯状疱疹後神経痛《たいじょうほうしんごしんけいつう》・蜂窩織炎《ほうかしきえん》・手掌膿疱症《しゅしょうのうほうしょう》・脱毛症《だつもうしょう》
その他	悪性《あくせい》新生物(癌《がん》)・事故死《じこし》・転倒《てんとう》

統合医療センター福田クリニック調べ（前医の診断名を含む）

ロナ感染《かんせん》であるバイナリー感染《かんせん》はさらに危険《きけん》と考えられます。慢性《まんせい》の運動不足や生活習慣《しゅうかん》の乱《みだ》れ、過剰《かじょう》なストレスを抱《かか》えている場合は、特にバイナリー感染《かんせん》の発症《はっしょう》リスクが高まると考えてよいでしょう。

初期感染《かんせん》において、早期の感染予防《かんせんよぼう》、感染後対応《かんせんごたいおう》、ワクチン副反応《ふくはんのう》の対処《たいしょ》を徹底《てってい》して行うことが大切なのですが、わが国のワクチン後遺症治療《こういしょうちりょう》では、統合医療《とうごういりょう》（代替《だいたい》医療《いりょう》）のエビデンスを軽視《けいし》し、保険診療《ほけんしんりょう》を中心としたガイドライン医療《いりょう》に固執《こしつ》しがちであることを福田医師《いし》は指摘《してき》しています。福田医師《いし》の治療《ちりょう》では、じつに多くの代替《だいたい》医療《いりょう》を積極的に行っており、従来《じゅうらい》の西洋医療《いりょう》では改善《かいぜん》できなかった重度の症状《しょうじょう》を軽減《けいげん》できているように思います。

福田内科クリニックのワクチン後遺症《こういしょう》外来を受診《じゅしん》された方は、40～50代の女性《じょせい》が多い傾向《けいこう》があり、最近では就学《しゅうがく》が困難《こんなん》になったり不登校になるなど、10代《だい》のコロナ／ワクチン後遺症《こういしょう》の相談が増《ふ》えており、この1年で相談件数《けんすう》は約2倍の８００人を超《こ》えたとのことです。

福田クリニックでのワクチン接種後副反応《せっしゅごふくはんのう》・後遺症《こういしょう》（前医診断《しんだん》も含《ふく》む）は多岐にわ

たり、脱毛《だつもう》や頭冒感《とうぼうかん》、頭痛《ずつう》・めまい、視力《しりょく》・視野障害《しやしょうがい》、耳鳴り・聴力《ちょうりょく》低下（聴覚過敏《ちょうかくかびん》）、鼻閉《びへい》や後鼻漏《こうびろう》、咽喉頭《いんこうとう》の違和感《いわかん》、味覚・嗅覚異常《きゅうかくいじょう》、三叉神経痛《さんさしんけいつう》・脳神経麻痺《のうしんけいまひ》、躁鬱《そううつ》症状《しょうじょう》、記銘力《きめいりょく》低下、幻覚《げんかく》、異常《いじょう》行動、自殺企図《じさつきと》など、脳神経障害《のうしんけいしょうがい》や精神障害《せいしんしょうがい》、頭頸《とうけい》部《ぶ》に関わる症状《しょうじょう》や診断《しんだん》が多くみられています。

福田クリニックにおいて、コロナ禍《か》以前《いぜん》の数年前より、島根県内外の健常《けんじょう》女子高校生を中心に月経《げっけい》や月経前症候群《げっけいまえしょうこうぐん》、摂食障害《せっしょくしょうがい》などに関するアンケート調査《ちょうさ》や問診《もんしん》を実施《じっし》した結果、ワクチン接種群《せっしゅぐん》が非接種群《ひせっしゅぐん》に比《くら》べて月経異常《げっけいいじょう》や月経痛《げっけいつう》・月経前症候群《げっけいまえしょうこうぐん》、頭痛《ずつう》やめまいの持続、摂食障害《せっしょくしょうがい》による体重減少《げんしょう》（まれに急激《きゅうげき》な増加《ぞうか》）が有意に多いことが世界で初めて実証《じっしょう》されました。

コロナ禍《か》以前《いぜん》からの生理異常《いじょう》やワクチン接種《せっしゅ》による心身の不調を、親や教師《きょうし》に相談しないで婦人科《ふじんか》を受診《じゅしん》し、ワクチン接種歴《せっしゅれき》の聴取《ちょうしゅ》なく低用量ピルや鎮痛剤《ちんつうざい》などを処方《しょほう》されている女生徒が多かったようです。

ワクチン後遺症《こういしょう》を診療《しんりょう》しているいけざわレディースクリニックの池澤孝夫《いけざわたかお》医師《いし》は、一昨年来、重度の月経異常《げっけいいじょう》の患者《かんじゃ》が増《ふ》えたことを婦人科医《ふじんかい》の立場から報告《ほうこく》しています。

月経異常《げっけいいじょう》だけでなく、易疲労性《いひろうせい》、頭痛《ずつう》、立ちくらみ、耳鳴り、関節痛《かんせつつう》、筋肉痛《きんにくつう》、皮疹《ひしん》の他、消化器症状《しょうじょう》など多様な症状《しょうじょう》が遅発的《ちはってき》に発症《はっしょう》していることに気づき、ワクチン接種後《せっしゅご》しばらくは何も起こらず、接種後《せっしゅご》3～4か月経過《けいか》して発症《はっしょう》する遅発性《ちはっせい》のワクチン後遺症《こういしょう》を、「時間差ワクチン後遺症《こういしょう》」と名づけました。

ワクチン接種後《せっしゅご》に明らかな月経異常《げっけいいじょう》を経験《けいけん》された人には、卵巣機能《らんそうきのう》に異常《いじょう》がないか、ワクチン後遺症《こういしょう》の症状《しょうじょう》がないかどうか、詳細《しょうさい》な問診《もんしん》とホルモンバランス検査《けんさ》やエコー検査《けんさ》など、定期的精査《せいさ》の必要性《ひつようせい》を池澤《いけざわ》先生は強調しています。

コロナ感染《かんせん》から国民を守るために、2000人以上がワクチン関連死となり、2万5000人以上が重篤《じゅうとく》な副反応《ふくはんのう》に苦しむのはやむを得《え》ないことなのでしょうか？　多数の人を助けるために一部の人を犠牲《ぎせい》にすることは許《ゆる》されるべきなのでしょうか？

わが国においてはワクチン後遺症《こういしょう》やワクチン死に対して十分な救済《きゅうさい》や補償《ほしょう》がなく、社会生活継続《けいぞく》が困難《こんなん》な人たちを救済《きゅうさい》できる後遺症認定《こういしょうにんてい》給付制度《せいど》の確立《かくりつ》がいま求められています。

▼激《はげ》しい痛《いた》みが続く「線維筋痛症《せんいきんつうしょう》」

ＭＥ／ＣＦＳの患者《かんじゃ》さんに高い頻度《ひんど》で見られる疾患《しっかん》が、原因《げんいん》不明の強烈《きょうれつ》な痛《いた》みが体のあちこちに起きる「線維筋痛症《せんいきんつうしょう》」です。近代看護《かんご》の基礎《きそ》を築《きず》いたフローレンス・ナイチンゲールがこの病気で苦しんだことが知られています。また、２０１７年、歌手のレディー・ガガさんがこの病気にかかっていることを公表して話題になったことがありました。

線維筋痛症《せんいきんつうしょう》は、長期にわたって体のさまざまな部位に痛《いた》みが持続し、再発《さいはつ》をくり返す病気です。特徴的《とくちょうてき》な痛《いた》み以外に、体のこわばり、激《はげ》しい疲労《ひろう》、不眠《ふみん》、頭痛《ずつう》、うつ気分、物忘《ものわす》れなどのＭＥ／ＣＦＳ様の多様な症状《しょうじょう》を伴《ともな》います。

痛《いた》みが激《はげ》しいため、夜もなかなか眠《ねむ》れなかったり、何度も目が覚めてしまったりと睡眠障害《すいみんしょうがい》が起きやすく、抑《よく》うつ状態《じょうたい》になることもあります。

痛《いた》みの出る場所は人によって異《こと》なり、ずっと同じところが痛《いた》い人もいれば、痛《いた》みを感じる部位が移《うつ》り変わっていく人もいます。

線維筋痛症《せんいきんつうしょう》になる患者《かんじゃ》さんの年齢層《ねんれいそう》は、20代以上の女性《じょせい》が多いといわれていますが、「**若年性線維筋痛症**《じゃくねんせいせんいきんつうしょう》」といって、子どもが発症《はっしょう》することもあります。発症年齢《はっしょうねんれい》は10歳《さい》前後が多く、全身痛《ぜんしんつう》・筋肉痛《きんにくつう》・関節痛《かんせつつう》などを主な症状《しょうじょう》とします。

この場合でも、ME／CFSの病態《びょうたい》を念頭におき、他の諸症状《しょしょうじょう》の有無や背景《はいけい》にある慢性《まんせい》ストレス状態《じょうたい》を探《さぐ》っていく必要があります。医者も患者《かんじゃ》も、症状《しょうじょう》や治療《ちりょう》にこだわるのではなく、原因《げんいん》となる病態《びょうたい》に目を向ける必要があるのです。

線維筋痛症《せんいきんつうしょう》には「痛《いた》みの発生しやすいポイント」が全身に18か所ほどあり（次ページの図参照）、こうした箇所の痛《いた》みの有無が診断《しんだん》のひとつの目安になります。

線維筋痛症《せんいきんつうしょう》のつらさは、通常《つうじょう》の痛《いた》み止めの薬が効《き》かないところにあります。なぜなら、**痛《いた》みを作っているのが脳《のう》の慢性炎症《まんせいえんしょう》だから**です。脳《のう》と心と体の免疫《めんえき》システムが連《れん》携《けい》して起きている炎症《えんしょう》なので、体に効《き》く薬では抑《おさ》えることがむずかしいのです。

▼化学物質《かがくぶっしつ》、電磁波《でんじは》などの過敏症《かびんしょう》

「**化学物質過敏症**《かがくぶっしつかびんしょう》」も、脳《のう》の慢性炎症《まんせいえんしょう》の結果生じる病態《びょうたい》と考えられています。

化学物質過敏症《かがくぶっしつかびんしょう》は、以下のような特徴《とくちょう》があります。

①化学物質《かがくぶっしつ》にくり返し曝《さら》されると症状《しょうじょう》が再現《さいげん》される
②慢性的《まんせいてき》な症状《しょうじょう》を示《しめ》す
③過去《かこ》に経験《けいけん》したことに曝《さら》されると症状《しょうじょう》が出る
④普通《ふつう》では問題にならない微量《びりょう》な量で症状《しょうじょう》が出る
⑤原因《げんいん》となる物質《ぶっしつ》の除去《じょきょ》で症状《しょうじょう》が改善《かいぜん》する
⑥関連がない化学物質《かがくぶっしつ》に反応《はんのう》が出る
⑦症状《しょうじょう》が多器官にわたる

具体的な症状《しょうじょう》としては、頭痛《ずつう》、吐《は》き気、めまい、動悸《どうき》、呼吸困難《こきゅうこんなん》、目やのどの痛《いた》み、全身のだるさ、疲労感《ひろうかん》、皮膚《ひふ》の赤み、かゆみ、異常発汗《いじょうはっかん》、不眠《ふみん》、不安感、思考力低下などが挙げられます。
どんな物質《ぶっしつ》に反応《はんのう》するかというと、
・香料等を含む洗剤《ふくせんざい》、柔軟剤《じゅうなんざい》、芳香剤《ほうこうざい》、消臭剤《しょうしゅうざい》などの日用品、香水や化粧品《けしょうひん》
・防虫剤《ぼうちゅうざい》、殺虫剤《さっちゅうざい》、虫よけスプレー、農薬
・接着剤《せっちゃくざい》、塗料《とりょう》、ワックス、住宅《じゅうたく》建材
・排気《はいき》ガス、粉塵《ふんじん》、タバコ
などです。

電磁波《でんじは》にとても敏感《びんかん》な「**電磁波過敏症《でんじはかびんしょう》**」の人たちもいます。微弱《びじゃく》な電磁波《でんじは》を浴びただけでも、頭痛《ずつう》や吐《は》き気を感じたり、動悸《どうき》、めまい、吐《は》き気などの症状《しょうじょう》があらわれたりします。ほかにも、異常《いじょう》な疲《つか》れ、集中力の欠如《けつじょ》、短期的な記憶喪失《きおくそうしつ》、呼吸困難《こきゅうこんなん》、手足のしびれ、うつ症状《しょうじょう》など、症状《しょうじょう》は多様です。
化学物質過敏症《かがくぶっしつかびんしょう》と電磁波過敏症《でんじはかびんしょう》の合併率《がっぺいりつ》は80％で、前者から後者になりやすく、逆《ぎゃく》は少ないといわれています。

携帯電話《けいたいでんわ》やパソコンをはじめ、さまざまな家電製品《せいひん》に囲《かこ》まれて生活している現代人《げんだいじん》にとって、電磁波《でんじは》を避《さ》けて生活するのはなかなかたいへんです。

化学物質過敏症《かがくぶっしつかびんしょう》だけでなく、電磁波過敏《でんじはかびん》の場合も、「気にしすぎでしょ」「そんなの本当にあるの？　妄想《もうそう》じゃない？」などと言われやすく、体調が悪化する症状《しょうじょう》が出ていること自体を否定《ひてい》されてしまう、といった理解《りかい》されないつらさがあります。

長年苦しんできた腸《ちょう》の過敏症状《かびんしょうじょう》が、電磁波《でんじは》をシャットアウトした生活をしたら、急速に改善《かいぜん》することもあります。

電磁波過敏症《でんじはかびんしょう》も、慢性炎症《まんせいえんしょう》がもたらしている症状《しょうじょう》と考えられています。

▼免疫《めんえき》の暴走《ぼうそう》によるアレルギーや自己免疫疾患《じこめんえきしっかん》

アレルギーとは免疫《めんえき》システムの過剰反応《かじょうはんのう》であり、免疫《めんえき》システムがONになりっぱなしの状態《じょうたい》のことです。免疫《めんえき》システムにおける過敏性《かびんせい》（入力における感受性《かんじゅせい》が強すぎること）や不耐性《ふたいせい》（出力における抵抗性《ていこうせい》が弱すぎること）とは、生物が持っている抵抗力《ていこうりょく》が失われている状態《じょうたい》といえます。

アレルギーは、物質《ぶっしつ》が体内に「蓄積《ちくせき》」されて発症《はっしょう》するのではなく、「体質《たいしつ》」として発症《はっしょう》してくると考えられています。すなわち一定の限界量《げんかいりょう》に達するとあふれてしまって発症《はっしょう》すると考える「コップ理論《りろん》」よりも、体質《たいしつ》・環境汚染《かんきょうおせん》・食生活の乱《みだ》れ・ストレスなどの諸要因《しょよういん》と免疫《めんえき》システムとのバランスが崩《くず》れたときに発症《はっしょう》すると考える「天秤《てんびん》理論《りろん》」のほうが有力視《ゆうりょくし》されています。

また、アレルギー反応《はんのう》が起こる人と起こらない人がいる、治る人と治らない人がいる、自然に寛解《かんかい》・免疫《めんえき》ができる人がいる、といったことも、遺伝的素因《いでんてきそいん》、環境要因《かんきょうよういん》、誘発因子《ゆうはついんし》という3つの要因《よういん》と免疫《めんえき》システムとのバランスが関係していると思われます。

症状《しょうじょう》としては、かゆくて赤くて腫《は》れてくる、咳《せき》やくしゃみや息苦しさが出てくる、複数《ふくすう》の臓器《ぞうき》にアレルギーが起きてアナフィラキシーショックになるなどがあります。

自己免疫性疾患《じこめんえきせいしっかん》は、自分の免疫《めんえき》システムが誤認識《ごにんしき》・誤作動《ごさどう》を起こし、本来なら攻撃《こうげき》してはいけない自分の細胞《さいぼう》の蛋白質《たんぱくしつ》を攻撃《こうげき》してしまう病態《びょうたい》です。

自己免疫性疾患《じこめんえきせいしっかん》には80種類もの病気があり、患者《かんじゃ》さんの数は全体としてはたいへん多いのですが、診断《しんだん》が確定《かくてい》に至《いた》る患者《かんじゃ》さんの数は少なく、多くの患者《かんじゃ》では診断《しんだん》も治療《ちりょう》も難《むずか》しいことが多いのが実情《じつじょう》です。患者《かんじゃ》の圧倒的《あっとうてき》多数（80％）は女性《じょせい》であり、機能性《きのうせい》疾患《しっかん》であるME／CFS同様に、つらい症状《しょうじょう》、結論《けつろん》の出ない検査《けんさ》、効果《こうか》が見えない治療《ちりょう》、耳を傾《かたむ》けない医者などが患者《かんじゃ》を一層《いっそう》苦しめています。

▼腸《ちょう》のバリアが破《やぶ》れて炎症《えんしょう》を起こす「リーキーガット」

「口→食道→胃《い》→十二指腸《じゅうにしちょう》→小腸《しょうちょう》→大腸《だいちょう》→肛門《こうもん》」、これは人間がものを食べたり飲んだりして、消化し、排泄《はいせつ》する1本の消化器官です。

食べ物を通して外から侵入《しんにゅう》する異物《いぶつ》に直接《ちょくせつ》かかわる場所なので、このひとつながりの消化器官の内腔《ないくう》は「内なる外」とも呼《よ》ばれます。

なかでも腸《ちょう》は、さまざまなものを吸収《きゅうしゅう》する器官です。腸内細菌《ちょうないさいきん》をはじめ、体の免疫《めんえき》細胞《さいぼう》の約70％が腸《ちょう》に集まっているのは、それだけ外からの異物《いぶつ》に対して防御《ぼうぎょ》を高める必要があるからです。

脳《のう》の血管に毒物《どくぶつ》や異物《いぶつ》の侵入《しんにゅう》を阻止《そし》する血液脳関門《けつえきのうかんもん》（ＢＢＢ）があるように、腸粘膜《ちょうねんまく》にも「**タイトジャンクション**」という表層細胞《ひょうそうさいぼう》による強い結合があり、毒素《どくそ》や分解《ぶんかい》されない食物、薬剤《やくざい》や病原菌《びょうげんきん》などが腸管内腔《ちょうかんないくう》から侵入《しんにゅう》しないようになっているのです。

日常《にちじょう》のストレス、砂糖《さとう》のとりすぎ、小麦不耐症《こむぎふたいしょう》、過食《かしょく》による消化不良、医薬品、アルコールなどで腸内《ちょうない》の善玉菌《ぜんだまきん》の働きが弱くなり、悪玉菌《あくだまきん》の働きで腸粘膜《ちょうねんまく》が傷《きず》つくことで腸内《ちょうない》に炎症《えんしょう》が起きます。すると、バリアを突《つ》き抜《ぬ》けて、本来は入らない物質《ぶっしつ》や細菌《さいきん》などが血液中《けつえきちゅう》に入ってしまう状態《じょうたい》になります。これを「**リーキーガット（腸漏《ちょうも》れ）**」と呼《よ》びます。

腸管《ちょうかん》から入った物質《ぶっしつ》が血管やリンパ管を通って運ばれると、異物《いぶつ》に対して免疫細胞《めんえきさいぼう》がただちに出動して免疫反応《めんえきはんのう》が起こり、リンパ節が腫《は》れ上がります。異物《いぶつ》と闘《たたか》うために体のあちこちで炎症反応《えんしょうはんのう》やアレルギー反応《はんのう》が起き、これが内部ストレスとなって、脳《のう》にも炎症《えんしょう》が波及《はきゅう》すると考えられています。

▼腸内環境《ちょうないかんきょう》のバランスのためには悪玉も必要

腸《ちょう》の炎症《えんしょう》の話題のついでに、腸内環境《ちょうないかんきょう》について少し触《ふ》れておきましょう。

腸内環境《ちょうないかんきょう》は、腸内細菌《ちょうないさいきん》のバランスによって変わります。

「善玉菌《ぜんだまきん》」「悪玉菌《あくだまきん》」「日和見菌《ひよりみきん》」って聞いたことはありませんか？

善玉菌《ぜんだまきん》とは、体によい影響《えいきょう》をもたらすとされる細菌《さいきん》。悪玉菌《あくだまきん》とは、逆《ぎゃく》に体に悪《あく》影響《えいきょう》を及《およ》ぼしやすい細菌《さいきん》。そして日和見菌《ひよりみきん》とは、腸内環境《ちょうないかんきょう》の状態《じょうたい》によって善玉菌《ぜんだまきん》にも悪玉菌《あくだまきん》にもなる菌《きん》のことです。

一般《いっぱん》に、**「善玉菌《ぜんだまきん》が2割《わり》、悪玉菌《あくだまきん》が1割《わり》、日和見菌《ひよりみきん》が7割《わり》」というのが、理想的な腸内《ちょうない》バランス**だといわれています。

善玉《ぜんだま》にも悪玉にもなりうる日和見菌《ひよりみきん》が7割《わり》を占《し》めるということは、腸内細菌《ちょうないさいきん》のバランスというものが非常《ひじょう》に変化しやすいということです。

単純《たんじゅん》に考えると、善玉菌《ぜんだまきん》が多くて悪玉菌《あくだまきん》が少ない環境《かんきょう》が腸《ちょう》によいように思うかもしれませんが、違《ちが》うのです。

腸内細菌《ちょうないさいきん》は、善玉菌《ぜんだまきん》ばかりあるよりも、できるだけいろいろな菌《きん》がいるほうがいいといわれています。菌《きん》の多様性《たようせい》があることが、腸《ちょう》の状態《じょうたい》をよくし、健康を保《たも》つコツなのです。

悪玉菌《あくだまきん》はつねに害を及《およ》ぼすわけではありません。消化・吸収《きゅうしゅう》を助けたり、免疫機能《めんえききのう》を高めたりするためには必要な存在《そんざい》なのです。実際《じっさい》、悪玉菌《あくだまきん》がまったくいなくなってしまうと、善玉菌《ぜんだまきん》は活動が鈍《にぶ》くなることがわかっています。悪玉にも存在意義《そんざいいぎ》があるのです。

体のなかには、よい働きをするものも、悪さを働くものもあります。しかし、よくないものを排除《はいじょ》すればいいわけではなくて、害になるものとも共存《きょうぞん》するなかで、ちょうど良いバランスをとっていくことこそが大事なんですね。善《ぜん》か悪か、白か黒かと決めつけられるものではないということです。

▼慢性炎症《まんせいえんしょう》はサイレント・キラー

このように、体や脳《のう》の慢性炎症《まんせいえんしょう》はいろいろな病気を引き起こします。

急性《きゅうせい》の**炎症反応《えんしょうはんのう》は緊急事態《きんきゅうじたい》に備えた体を守るための重要な防御《ぼうぎょ》システム**です。侵《しん》入《にゅう》した異物《いぶつ》に対して細胞性免疫《さいぼうせいめんえき》が発動し、異物《いぶつ》を撃退《げきたい》する過程《かてい》が炎症反応《えんしょうはんのう》を引き起こします。炎症《えんしょう》が治まる過程《かてい》で、細胞《さいぼう》や組織《そしき》の修復《しゅうふく》を図ることができるのです。

問題なのは、炎症《えんしょう》が起きることではなくて、炎症《えんしょう》が長期化、慢性化《まんせいか》することです。

ホメオスタシスに異常《いじょう》が生じて、アクセルとブレーキのバランス調節が失われると、炎症《えんしょう》が治まりきらずに、慢性的《まんせいてき》に長く続きます。そういう状態《じょうたい》になってしまうと、私《わたし》たちの体のエネルギーはどんどん使われてしまい消耗《しょうもう》していくのです。

困《こま》ったことに、**慢性炎症《まんせいえんしょう》は自分では気づきません**。メタトロンなどのエネルギー測《そく》定機器《ていきき》で検査《けんさ》をしないと、どこに炎症《えんしょう》が起きているかを特定することはできないのです。なんとなく調子がよくないと思ったときには、すでに慢性炎症《まんせいえんしょう》による細胞《さいぼう》レベルでのエネルギー涸渇《こかつ》が生じています。このため、「サイレント・キラー（静かな殺《ころ》し屋）」と呼《よ》ばれます。

炎症《えんしょう》をこじらせて慢性炎症《まんせいえんしょう》にさせないことが大事なのです。

「なぜ体のホメオスタシスに乱《みだ》れが起きてしまったのか」を考えて、食事や運動、生活習慣《しゅうかん》の見直しをすること。そして、考え方・感じ方・生き方を思いきって変えていくことが、回復《かいふく》への足がかりになるのではないでしょうか。

知《ち》識《しき》編《へん》まとめ

不調をこじらせないために
大切なこと

原因《げんいん》のわからない不調は、脳《のう》に慢性炎症《まんせいえんしょう》が起きているのだということ、それによって体の自動調節機能《きのう》が乱《みだ》れて、いろいろな症状《しょうじょう》としてあらわれているのだということを説明してきました。

学校の理科や保健《ほけん》の時間には体についてこういう話はほとんどしませんし、体の組織《そしき》や細胞《さいぼう》の働きと仕組みを理解《りかい》するのは、やさしいことではありません。けれども、これは他人事《ひとごと》ではなく、だれの身にも起きること、自分でも気づかないうちに体に起きてしまうことです。だから「知っておくこと」「知ろうとする」ことが大事なのです。

体の自動調節機能《きのう》の乱《みだ》れをそのまま放置してしまうと、つらい症状《しょうじょう》はさらに悪化し、本格的《ほんかくてき》な病気を招《まね》くことにもなります。体の不調をこじらせないようにするために、意識《いしき》してほしいこと、大切にしてほしいことをもう一度まとめて整理しておきます。

①体調不良は「自動調節機能《きのう》の崩《くず》れ」によって起きる。自動調節機能《きのう》の乱《みだ》れを立て直

すのがいちばんの解決策《かいけつさく》

私《わたし》たちは、ホメオスタシス（恒常性《こうじょうせい》）によって「体内環境《かんきょう》が一定範囲内《はんいない》に保《たも》たれている」ことで健康状態《じょうたい》を維持《いじ》できています。

つまり、健康とはホメオスタシスが健全に保《たも》たれている状態《じょうたい》。体調不良は、そのホメオスタシスが乱《みだ》れたり崩《くず》れているから発生するのです。体調に異変《いへん》が生じても、体の自動調節機能《きのう》がうまく働いていれば、次第に回復《かいふく》できるはずなのです。その機能《きのう》が失われてしまっているところに問題の本質があるわけですね。

ですから、「体のある一部分だけで不具合が起きていて、そこを治せばよくなるだろう」と考えるのではなくて、**体と脳《のう》の全体にかかわる問題としてとらえる**必要があります。

- 睡眠《すいみん》・覚醒《かくせい》リズムが乱《みだ》れている
- 食生活や生活習慣《しゅうかん》が乱《みだ》れている
- 物理的、精神的《せいしんてき》に、強いストレス刺激《しげき》を受けつづけている
- アレルギーや過敏症《かびんしょう》などをもっている

といった要素《ようそ》は、ホメオスタシスが乱《みだ》れる原因でもあり結果でもあるのです。
体や脳《のう》に慢性炎症《まんせいえんしょう》が起き、自律神経《じりつしんけい》、免疫《めんえき》、ホルモン、循環系《じゅんかんけい》などにおいて、細胞《さいぼう》レベルでの異常《いじょう》が生じているのです。慢性機能性疾患《まんせいきのうせいしっかん》は、西洋薬の力だけで治せるものではありません。

体や脳《のう》のホメオスタシスの乱《みだ》れを整え、アクセルとブレーキのバランスを取り戻《もど》して、「自然治癒力《ちゆりょく》」がきちんと働くようにすることこそが、もっとも有効《ゆうこう》な治療法《ちりょうほう》なのです。

そのためには、生き方、考え方、感じ方を含《ふく》め、**生活そのものから体の状態《じょうたい》を立て直していくことが必要**なんですね。その基本《きほん》となる対策が、

- 体にストレス反応《はんのう》を起こす刺激《しげき》を避《さ》ける
- 体にとって好ましくない身についた行動や習慣《しゅうかん》をやめる
- 体にやさしいこと、体が喜《よろこ》ぶことをやる

ことです。

では、どういうことをするのがいいのか、なぜそうするといいのか。それをこのあ

との「実践編《じっせんへん》」で具体的に紹介《しょうかい》していきます。

自分の体とどう向き合い、対応《たいおう》していけばいいかを知っておくと、これからの人生で自分の健康状態《じょうたい》を上手にコントロールして、つらい不調や病気を減《へ》らしていくことができるようになります。

②安全で安心できる場所を見つけよう

きみには安全で安心できる場所がありますか？

多くの人にとって、それは家庭だと思います。

しかし、いろいろな事情《じじょう》があって家庭が自分にとって安心・安全の場とはいえない状況《じょうきょう》の人もいます。でも、**あきらめずに、信頼《しんらい》できる大人を探してください。**

信頼《しんらい》できる大人とは、自分のことをわかってくれる、自分のことを尊重《そんちょう》してくれる、自分のことを安心して話せる、自分の失敗を許《ゆる》してもらえる、この人は味方だと思える人のこと。つまり「心理的安全性《あんぜんせい》」を保《たも》てる人のことです。

それは学校の先生かもしれません。スクールカウンセラーかもしれません。通っている場所にいる心の専門家《せんもんか》、かかわってくれている施設《しせつ》の人、あるいはボランティアの人かもしれません。救《すく》いの手を差し伸《の》べ、支《ささ》えようとしてくれる大人が、世の中には必ずいます。だから、あきらめないで、心を閉《と》ざさないで、信頼《しんらい》できる大人を見つけると心に決めてください。

大人には言いづらい、悩《なや》みは同世代の仲間でなければ話せないという人もいます。同世代の同じような悩《なや》みをかかえている仲間がいることは、なぐさめあったり、はげましあったりする力になりますね。

でも、同世代の人には、世の中の厳《きび》しい現実《げんじつ》と向き合っていくための人生経験《けいけん》や幅《はば》広《ひろ》い知恵《ちえ》がまだありません。ですから、現状《げんじょう》を変えるための策《さく》を教えてもらうような状況《じょうきょう》にはなりにくいんですね。悩《なや》みや苦しみを共有しあえる相手がいるのはうれしいことですが、ときには一緒《いっしょ》に苦しみのなかに埋《う》もれてしまって共倒《ともだお》れになる、といったこともあるんです。

そういう意味でも、なんとか信頼《しんらい》できる大人を探して頼《たよ》ってほしいのです。**閉ざしていた心の扉《とびら》を開くことで、顔の見えるところにいる大人のなかに、相談相手になってくれる人、心の通う人がきっと見つかります。**安全で安心できる場というのは、そういう人の支《ささ》えのもとに生まれます。

はっきりと「自分はこういうことを望んでいる」「こういう手助けをしてほしい」とお願いしてみましょう。

そうやってつながり、ふれあうことができた安心・安全の環境《かんきょう》や人間関係のなかで、自分の感情《かんじょう》と感覚をしっかり味わうことができると「自分はこれでいいのだ」という、「心の居場所《いばしょ》」ができます。そして、気持ちが安定します。

心と体はつながっていますからね、そういう心の居場所《いばしょ》ができることも、高ぶりすぎていた活動を抑《おさ》え、体の自動調節機能《きのう》の乱《みだ》れを整えることにつながるのです。

③自分の体調の専門家《せんもんか》になろう

つらい体調不良があるのに、医療《いりょう》機関に行っても原因《げんいん》がわからず、症状《しょうじょう》をわかってもらえず、なかなか病名がつかないといった状況《じょうきょう》は、不安で、イライラして、とてももどかしいものです。

医師《いし》は「病気」の専門家《せんもんか》です。しかし、表にはあらわれない、検査《けんさ》してもわからないその人の深層《しんそう》にある感情《かんじょう》や主観的な感覚にまでは、なかなか理解《りかい》が及《およ》びません。**自分の体調の主治医になれるのは、きみだけなのです。**

わけのわからない体の不調が長引いていたら、体や脳《のう》に慢性《まんせい》の炎症《えんしょう》が起きて、自動調節システムの異常《いじょう》が起こりかけているということです。

検査《けんさ》で異常《いじょう》を見つけてそこだけ治す、薬やサプリメントを飲んでとりあえず症状《しょうじょう》を抑《おさ》える、といったやり方ではなく、痛《いた》みや疲《つか》れなどの体の感覚をサインにして**「自分で治していく」という意識《いしき》をもつことがとても大切**だと思います。

勘違《かんちが》いしないでほしいのは、「自分で治すという気持ちをもつ」とは、医療《いりょう》機関にかからずに勝手に自己判断《じこはんだん》をするということではありません。**不調があって日常生活《にちじょう》に差し支《つか》えるような困《こま》ったことが生じていたら、インターネットで調べて、自分のことをわかってくれそうな医療《いりょう》機関に行きましょう。**よき理解者《りかいしゃ》にきちんと診《み》てもらい、体がどんな状態《じょうたい》になっているかを確認《かくにん》してもらうことが大切です。

小児科は、子どもの健康問題のすべてを診《み》る科です。どこが悪くても診《み》てもらうことができます。しかし小児科で診療《しんりょう》できるのは、原則的《げんそくてき》には15歳《さい》まで。それ以上の年齢《ねんれい》を迎《むか》えたら、大人と同じように各科に分かれた診療科《しんりょうか》に行くことになります。慢性《まんせい》機能性疾患《きのうせいしっかん》の症状《しょうじょう》や経過《けいか》というのはとても多様で、一人ひとりみんな異《こと》なります。それだけに、「いったい何科を受診《じゅしん》したらいいかわからない」ということも多いでしょう。

そういうときは、これまでのかかりつけの小児科の先生に、「ネットで調べたらこういう病気だと思えるのですが、何科にかかるのがいいですか?」と相談してみるといいと思います。

もし相談できる小児科医がいなかったら、「総合的《そうごうてき》に人間を診《み》る」という視点《してん》に立った医師《いし》、いわゆる「総合診療《そうごうしんりょう》」のできる医師《いし》をインターネットで調べて、たとえ遠方であっても診《み》てもらうことをおすすめします。

「総合診療科《そうごうしんりょうか》」とは、臓器《ぞうき》ごとに専門《せんもん》が分かれている西洋医学の課題に対処《たいしょ》するためにできた科で、特定の臓器《ぞうき》や疾患《しっかん》だけを専門《せんもん》とするのではなく、患者《かんじゃ》さんに起きていることを体全体の問題としてとらえ、多面的に診療《しんりょう》を行うところです。

すぐに「あなたはこういう病気です」という診断《しんだん》にはならないかもしれませんが、心と体のつながりを踏《ふ》まえて診《み》てもらうことができるでしょう。

広い視野《しや》で本質的《ほんしつてき》な診断《しんだん》や治療《ちりょう》をしてくれる医師《いし》と出会えることは、患者《かんじゃ》さんにとって大きな安心になります。**自分の困《こま》った状態《じょうたい》にしっかりと耳を傾《かたむ》けてくれて、理《り》解《かい》と共感を示《しめ》してくれる医師《いし》にめぐり合うことが治療《ちりょう》の第一歩**です。「つらくて困《こま》っているきみの症状《しょうじょう》を理解《りかい》して真剣《しんけん》に聞いてくれるかどうか」が、いい医師《いし》を見きわめるための大きな条件《じょうけん》になるといえるでしょう。

④本当に「ラクになる」とはどういうことか？

いつのまにか生じた体や脳《のう》の慢性炎症《まんせいえんしょう》が原因《げんいん》で起きた慢性機能性疾患《まんせいきのうせいしっかん》といわれてもよくわからないですよね。すぐに治すことはできないとしても、いまよりもっとラクになる方法を知りたいというのは、だれもが思うことです。

西洋薬は「対症療法《たいしょうりょうほう》」にすぎず、病気の原因《げんいん》を根本から改善《かいぜん》させる治療法《ちりょうほう》ではなく、困《こま》った症状《しょうじょう》を一時的に和《やわ》らげることはできても、病気の根っこにある問題を解決《かいけつ》できるわけではありません。原因《げんいん》を生み出している生育環境《かんきょう》や食生活、生活習慣《しゅうかん》を変えずにいたとしたら、またすぐに元に戻《もど》ってしまいます。

体が喜《よろこ》ぶことをすることで、自動調節機能《きのう》が整い、免疫《めんえき》システムも高まります。そうすると慢性炎症《まんせいえんしょう》も鎮《しず》まります。

免疫《めんえき》システムが高い状態《じょうたい》とは、免疫《めんえき》の働きがものすごく活発なことではないんですよ。アクセル役とブレーキ役の免疫《めんえき》の細胞《さいぼう》がバランスよく働いて調節されていることなんです。神経《しんけい》やホルモンや循環《じゅんかん》の働きも同じですが、免疫反応《めんえきはんのう》が高すぎても、低すぎてもよくありません。免疫反応《めんえきはんのう》がうまく調整されて、一定の範囲《はんい》に保《たも》たれることが大事なのです。

体や脳《のう》の自動機能《きのう》調節というのは、白か黒か、ゼロか100かみたいなオン・オフのスイッチのイメージではなく、つねに変化とバランスで成り立っています。

体や脳《のう》がもっている自然治癒力《ちゆりょく》というのは、本当に素晴《すば》らしい力なんです。それを取り戻《もど》すことが、本当にラクになるための最善策《さいぜんさく》だとくり返し伝えたいと思います。そして、その力は、自分の体や脳《のう》を本当に大切に思い感謝《かんしゃ》する心から生まれてくるのです。

自然治癒力《ちゆりょく》がある、ホメオスタシスが働いているということは、

- 危険《きけん》から「守ろうとする力」が働く
- 異変《いへん》が生じても、「治そうとする力」が働く
- 状態《じょうたい》を一定範囲《はんい》に「保《たも》とうとする力」が働く

ということです。

こういう状態《じょうたい》を取り戻《もど》すべく、自分の体と脳《のう》に意識《いしき》を向けていきましょう。

実《じっ》践《せん》編《へん》

～疲《つか》れた体をラクにする習慣《しゅうかん》～

ここからは、不調を改善《かいぜん》し、脳《のう》や体に慢性炎症《まんせいえんしょう》を起こさないようにするために実践《じっせん》してほしい習慣《しゅうかん》をいろいろ紹介《しょうかい》していきます。

くすぶり状態《じょうたい》の不調が進んではっきりとした病気になってしまう背景《はいけい》には、日々の生活のなかでの好ましくない習慣《しゅうかん》の積み重ねが大きな原因《げんいん》となっています。習慣《しゅうかん》が切り替《か》わって、体の自動調節機能《きのう》の乱《みだ》れが整えば、体の状態《じょうたい》には必ず変化があらわれます。

けれども、これから挙げることを「すべてやらなければ、よくならないんじゃないか」と最初から気負い込《こ》みすぎないほうがいいです。

「これまで自分はこういうことができていなかった」とか、「無意識《むいしき》にやっていたことが、じつは体に負担《ふたん》をかけてしまう行動だったんだ」という気づきや発見があると思います。まずはそういうところから習慣《しゅうかん》を変え始めていきましょう。最初の覚悟《かくご》、最初の一歩が大切です。

ただし、習慣《しゅうかん》を変えるためには最低でも21日間は続けることが大切です。途中《とちゅう》でできない日があっても、あきらめずに継続《けいぞく》することがコツです。完璧《かんぺき》にやろうとすると、くじけやすいのです。目標を決めたら、失敗してもあきらめないで進んでください。継続《けいぞく》が力になります。

そうやって、「体に好ましい習慣《しゅうかん》」をどんどん増《ふ》やしていってほしいのです。実際《じっさい》に効果《こうか》を実感できるようになると、体にやさしいことや体が喜《よろこ》ぶことことはどういうことなのかが自分でもわかるようになってきて、「こういうこともやってみよう」「こういうことはやめたほうがよさそう」となんとなく思いつくようになるでしょう。

体の自動調節機能《きのう》の働きがよくなると、体調も改善《かいぜん》していきます。

①体には良質《りょうしつ》な食事と保温《ほおん》を
②脳《のう》には十分な睡眠《すいみん》と栄養を
③生活には運動と休息のメリハリを
④心にはニコニコとワクワクを
——これが体と脳《のう》の健康維持《いじ》のポイントです。

1　朝目覚めたら日光を浴びよう

＃体のリズム　＃朝

人間の体には「概日《がいじつ》リズム（サーカディアンリズム）」という生体リズムがそなわっています。約24時間周期の明暗リズムで、睡眠《すいみん》と覚醒《かくせい》のリズムも、体内時計がこの周期で調節しているのです。

体内時計は全身の細胞《さいぼう》すべてに備《そな》わっていますが、これらをコントロールしているのは、脳室周囲器官《のうしつしゅういきかん》のひとつである視交叉上核《しこうさじょうかく》ですが、脳《のう》における光のセンサーは、脳《のう》の中心にある内分泌器官《ないぶんぴつ》「松果体《しょうかたい》」です。セロトニンやメラトニンを生成し、生活リズムを刻《きざ》むように体を調整しています。さらに、高次元のエネルギーの受信器・変《へん》換器《かんき》の役目を担《にな》っています。体内時計の周期には個人差《こじんさ》があり、24時間より少しだけ長い人も、それより短い人もいます。

本来の睡眠《すいみん》・覚醒《かくせい》リズムと、実際《じっさい》の生活リズムとのあいだにギャップが生じると、体内時計は狂《くる》いはじめ、体や脳《のう》の自動調節機能《きのう》も狂《くる》いだします。

睡眠《すいみん》・覚醒《かくせい》リズムのポイントのひとつは「光」です。

光を目に入れ、視交叉上核《しこうさじょうかく》や松果体《しょうかたい》を刺激《しげき》することで、全身の体内時計が「朝が来た！」と認識《にんしき》します。**光は、体内時計をリセットするのにとても有効《ゆうこう》**なのです。

朝目覚めたらカーテンを開け、室内に太陽の光を取り入れましょう。窓《まど》を開け、日光をしっかり目に入れ、脳《のう》の奥で感じてみてください。太陽の光の恵《めぐ》みを感じると、自然とエネルギーがわいてきます。

外に出て、朝の光を浴びながら歩くことや軽い体操《たいそう》をすることも体内時計のリセットに効果的《こうかてき》です。歩くことで筋肉《きんにく》や骨《ほね》が動き、脳《のう》へのメッセンジャー物質《ぶっしつ》が出てきます。心身の不調の続いていた人は、毎朝これを実行するだけで、かなり体にエネルギーが出てくると思います。慢性機能性疾患《まんせいきのうせいしっかん》は、休んでいるだけでは回復《かいふく》しません。生活に変化をつけて、体と脳《のう》を動かしていくことが大切です。

◎太陽光を浴びることで体内時計が調節され、体のリズムが整えられます

2 朝食で体のスイッチを入れる

#体のリズム　#朝　#食事

朝に弱い人は「起きたばかりは食欲《しょくよく》がわかないから、朝は食べない」とか、「少しでも長く寝《ね》ていたいから、朝食はいつも抜《ぬ》き」ということが多いのですが、**光を目に入れて、軽く運動すると、食欲《しょくよく》もわいてきます**。

朝きちんと食べることは、**体を目覚めさせるための大事なポイント**でもあります。とくに大切なのが、「かむ」ことです。よくかむことは、脳《のう》を活性化《かっせいか》し、唾液《だえき》の分《ぶん》泌《ぴつ》を促《うなが》し、消化を助け、口腔内《こうくうない》をきれいにして虫歯を予防《よぼう》します。太陽の光で脳《のう》を目覚めさせ、軽い運動で体を起こし、朝食をとり、言葉で気合を入れて体と脳《のう》を活性化《かっせいか》させます。体と脳《のう》のダブル目覚まし効果《こうか》で、交感神経《こうかんしんけい》が働きはじめます。

◎朝食抜《ぬ》きは体のリズムを乱《みだ》す大きな原因《げんいん》になります

3 昼寝《ひるね》タイムは午後3時まで。30分以内がベスト

#体のリズム　#朝　#昼　#睡眠《すいみん》

休みの日はゆっくり寝《ね》ていられるからと、お昼近くまで寝《ね》ているという人もいるかもしれません。睡眠《すいみん》不足を解消《かいしょう》するためには、体が欲《ほっ》するままに従《したが》うのも悪いことではないのですが、それが毎日続くと体に備《そな》わったリズムが崩《くず》れて、ホメオスタシスが乱《みだ》れてきます。**基本的《きほんてき》には毎日同じ時間に起きる**ことを心がけましょう。

日中に眠《ねむ》くなったら昼寝《ひるね》をすればいいのです。

集中力を高めるためには、昼間でも食後や頭がモヤモヤしたら、短時間の睡眠《すいみん》をとったほうが、頭がすっきりして効率《こうりつ》が上がることが科学的に証明《しょうめい》されています。そのため、学校や会社でも、昼寝《ひるね》や仮眠《かみん》を推奨《すいしょう》するところが出てきています。

昼寝《ひるね》に最適《さいてき》なのは、昼食後の午後早めの時間帯です。睡眠《すいみん》不足ではなくても、午後2時過《す》ぎくらいに眠気《ねむけ》が出るのは、自然な生体リズムの波だと考えられています。

時間的には**30分以内の短時間の仮眠《かみん》がいい**でしょう。本格的《ほんかくてき》に「眠《ねむ》る」というよりは、目を閉《と》じて脳《のう》を休めるところに意味があります。

あまり長く寝《ね》てしまうと、夜眠《よるねむ》りにくくなり、それもまた体内時計を乱《みだ》す元凶《げんきょう》になってしまいます。同じ理由から、夕方になってから寝《ね》ないほうがいいです。**午後3時以降《いこう》は眠《ねむ》くても昼寝《ひるね》はしない**ように意識《いしき》しましょう。

慢性機能性障害《まんせいきのうせいしょうがい》の人は、脳室周囲器官《のうしつしゅうい》に慢性炎症《まんせいえんしょう》を起こしている可能性《かのうせい》があり、そのために、睡眠《すいみん》—覚醒《かくせい》リズムが乱《みだ》れて、夜間に眠《ねむ》れないか、熟睡《じゅくすい》できないことが多いのです。

眠《ねむ》たくなったら眠《ねむ》るようにしていると、睡眠《すいみん》時間帯が少しずつ遅《おく》れていき、やがて24時間を一周してしまいます。そうならないためには、やはり朝の覚醒《かくせい》スイッチを入れるようにすると、リズムが一定に揃《そろ》います。動物や植物を育てることで、朝晩《あさばん》の散歩や手入れの必要から、目的をもった朝スイッチへと切り替《か》えることができます。

◎起床《きしょう》時間は一定に。眠《ねむ》くなったら昼寝《ひるね》、仮眠《かみん》ですっきりさせよう

4 楽しくできる運動を見つける

#体のリズム　#免疫力《めんえきりょく》アップ

スポーツ系《けい》の部活動をやっている人は毎日十分に体を動かしていますが、ふだん何もスポーツをしていなくて屋内での活動が中心の人は、運動不足になりがちです。感覚に敏感《びんかん》な人は、体を動かすことがあまり好きでないことが多いです。

激《はげ》しい運動をする必要はありません。楽しく短時間でできてずっと続けられそうな運動を見つけましょう。運動をして体が温まれば代謝《たいしゃ》や循環《じゅんかん》がよくなりますし、続けていれば心肺機能《しんぱいきのう》が高まって疲《つか》れにくい体になるという効果《こうか》があります。

運動には、筋肉《きんにく》を動かすためのエネルギーとして、酸素《さんそ》を取り込《こ》んで体脂肪《たいしぼう》を燃焼《ねんしょう》させる「有酸素《ゆうさんそ》運動」と、短時間に強い力を発揮《はっき》する必要のある「無酸素《むさんそ》運動」とがあります。

同じ「走る」にしても、ランニングのような持久走《じきゅうそう》は有酸素《ゆうさんそ》運動、瞬発力《しゅんぱつりょく》を必要とする短距離走《たんきょりそう》や筋《きん》トレは無酸素《むさんそ》運動になります。有酸素《ゆうさんそ》運動であれ無酸素《むさんそ》運動であれ、たとえ軽くても、週に1回でも、運動には抗炎症《こうえんしょう》作用があります。運動による炎症《えんしょう》の処理《しょり》をくり返すうちに、体は炎症《えんしょう》を起こしにくくなるのです。

「毎日20〜30分やらないといけない」といった説もありますが、慢性機能性疾患《まんせいきのうせいしっかん》の人は、5分でも10分でも、**気持ちに負担《ふたん》にならないかたちで、体を動かすことを楽しめるようになるのがいちばんいい**のです。毎日やって筋肉《きんにく》を痛《いた》めるより、1日おきに筋《きん》肉《にく》を休ませながらやるほうが効果《こうか》が得《え》られるとも言われています。

サイクリングして自然を感じながら、あまり行かないところまで行ってみるというようなかたちなら、楽しくできるのではないでしょうか。

慢性《まんせい》のストレス負荷が続くと、交感神経《こうかんしんけい》が高止まりし、これを下げようとして副交《ふくこう》感神経《かんしんけい》も過活動《かかつどう》になります。適度《てきど》な運動は疲労《ひろう》した副交感神経《ふくこうかんしんけい》を強化し、心臓《しんぞう》の動きを抑制《よくせい》し、腸《ちょう》の動きを活発にします。

朝起きたら、朝食前にウォーキングする、ダンス動画を見ながら踊《おど》ってみる、初心者でもできるヨガ動画を見ながらヨガをやってみるなど、面白そうなこと、興味《きょうみ》のわくことに気軽にチャレンジしてみて、ぜひ自分に合ったほどよい運動を探《さが》し出してください。

◎運動は続けることが大切。無理せず楽しめるものがいいですよ

5 夜は「強い光」を避《さ》ける

#体のリズム　#夜　#リラックス効果《こうか》

朝の光は強力な目覚まし効果《こうか》を発揮《はっき》する、という話をしましたが、光は覚醒《かくせい》だけでなく、睡眠《すいみん》にも影響《えいきょう》を及《およ》ぼします。

朝日を浴びると分泌《ぶんぴつ》される覚醒《かくせい》を促《うなが》すホルモン「セロトニン」は、日中ずっと分泌《ぶんぴつ》されつづけています。このセロトニンを原料として、眠《ねむ》りを促《うなが》すホルモン「メラトニン」が生成され夜間にはメラトニンが分泌《ぶんぴつ》されます。

昼間、暗くした室内にばかりいると、セロトニンが分泌《ぶんぴつ》されにくいだけでなく、夜間にメラトニンも作られにくくなってしまいます。**日中に日差しを十分浴びてセロトニンがたっぷり作られると、覚醒《かくせい》があがり活動的になるばかりでなく、夜、眠《ねむ》りへと誘《さそ》うメラトニンも増《ふ》やすことができる**のです。

夕方から夜にかけて生成される**メラトニンには、夜間にスマホやパソコンの画面か**

ら出る「ブルーライト」を受けると、分泌《ぶんぴつ》が抑《おさ》えられてしまう特徴《とくちょう》があります。眠気《ねむけ》が起きにくくなり、体内時計を狂《くる》わせるもとになってしまいます。

なかなか寝《ね》つけなかったり、眠《ねむ》りが浅かったりするのは、脳室周囲器官《のうしつしゅういきかん》の慢性炎症《まんせいえんしょう》だけではなく、メラトニンの分泌抑制《ぶんぴつよくせい》も影響《えいきょう》します。ですから、夜はブルーライトを浴びないようにしたほうがいいのです。

室内の光刺激《ひかりしげき》というと、以前は照明とテレビくらいでしたが、いまはスマホ、ゲーム機、パソコン、タブレットなど強い光を発するデジタル機器を家族それぞれが使っています。夜もずっとその光を浴びつづけていると、メラトニンが生成されにくくなり、眠《ねむ》りづらくなってしまいます。

少なくとも就寝《しゅうしん》予定の1時間前には、デジタル機器から離《はな》れるようにしましょう。

ふとんのなかでのスマホいじりは、とくにいけません。本当は、スマホを寝室《しんしつ》には持ち込《こ》まないようにしたほうがいいのですが、最近はスマホを目覚ましとして活用している人が多いので、むずかしいかもしれません。ただ、起き上がらないと手に取れないくらい遠ざけて置くようにすると、夜中についスマホをいじってしまうことは減《へ》らせます。

明るすぎる照明もよくありません。夜は、部屋の照明も明るさを控《ひか》えめにしてください。電球色にする、間接《かんせつ》照明にするのも効果《こうか》があります。また、寝《ね》るときは基本的《きほんてき》に明かりを消したほうがいいでしょう。

◎夜は強い光を浴びないほうが体にやさしいのです

6 寝《ね》る90分前の入浴で睡眠《すいみん》モードに入りやすくする

#体のリズム　#夜　#入浴　#リラックス効果《こうか》　#睡眠《すいみん》

よい眠《ねむ》りのために「光」の作用とともに重要になるのが「体温」です。

人間の体温は、一日のなかで微妙《びみょう》に変動しています。夜間は低く、明け方から上昇《じょうしょう》しはじめて活動している日中は高く、夕方から下がりはじめます。ゆるやかな波形を描《えが》いて推移《すいい》するのが、正しい体温変動リズムなのです。

しかし体内時計がずれると、このリズムもずれます。眠《ねむ》ろうとするときに体の深部の体温が下がると、心地よく深い眠《ねむ》りに入っていけるのですが、脳室周囲器官《のうしつしゅういきかん》の慢性炎症《まんせいえんしょう》により**体温の調節がうまくいかなくなっていると、体がスムーズに睡眠《すいみん》モードに入れなくなります**。

冷え性《しょう》の人はよく「足が冷たくて眠《ねむ》れない」と言います。これは、体温が低いために足が冷えて寝《ね》られないのではありません。衣類などで腰《こし》や臀部《でんぶ》や下肢《かし》を締め過《す》ぎて、交感神経《こうかんしんけい》を刺激《しげき》して血行を悪くしてしまう結果として、冷えが起きるのです。

お風呂《ふろ》に入ると、体が温まって気持ちよく眠《ねむ》れた経験《けいけん》があると思います。入浴で体が芯《しん》から温まると、深部体温（脳《のう》や内臓《ないぞう》など、体の内部の温度）が上がり、体は熱を下げるために、手足などの皮膚《ひふ》から熱を放出します。これを「熱放散」といいます。

熱放散で体内の熱が体の表層部《ひょうそうぶ》に逃《に》がされることで、手足はポカポカしてきます。これは深部体温が下がってきている証拠《しょうこ》。このときに眠気《ねむけ》がやってきます。

普通《ふつう》にしていても体温は夜には徐々《じょじょ》に下がるのですが、入浴していったん体温を「上げて」から「下げる」と、下げ幅《はば》が大きくなりますね。この**体温が下がるときに、内臓《ないぞう》から脳《のう》への入力が減少《げんしょう》し、眠気《ねむけ》が高まる**のです。

深部体温がグッと下がるタイミングは、入浴の60～90分後くらいといわれています。ですから、**就寝《しゅうしん》予定の90分ほど前にお風呂《ふろ》に入ると、寝《ね》る予定の時間にちょうどよい眠気《ねむけ》がやってきますし、寝入《ねい》ってからも深い睡眠《すいみん》ができます。**

上手に深い眠《ねむ》りにつくには、**体の表面や手足から体内の熱を放散して、体温が自然に下がる仕組みを活かす**といいでしょう。冷え性《しょう》だからといって靴下《くつした》をはいて寝《ね》ると、足が締《し》めつけられて交感神経《こうかんしんけい》が刺激《しげき》され血行が悪くなり、熱の放散を妨《さまた》げてしまってむしろ逆効果《ぎゃくこうか》になります。

このほかに、体を冷やす原因《げんいん》としては、下半身の運動不足、冷房《れいぼう》、ストレス、シャワー入浴、薬、食べ物などがあり、注意が必要です。

◎心地よい眠気《ねむけ》は体の深部体温が下がるときにやってくる

7 一日の終わりに静かなリラックスタイムをもつ

#体のリズム　#夜　#リラックス効果《こうか》

現代人《げんだいじん》の生活は、処理《しょり》しなければいけない情報量《じょうほうりょう》が多すぎます。情報《じょうほう》は、体の外から、体の内から、脳《のう》の外から、脳《のう》の内から、意識《いしき》の向け方を変えるたびに次々となだれ込《こ》んできます。意外なことに、外の何かに注意を向けているときより、ボーっとして何も考えないでいるときのほうが、脳《のう》の酸素消費《さんそしょうひ》が多いのです。

脳《のう》に慢性炎症《まんせいえんしょう》が起きると、体の内からの情報《じょうほう》が脳《のう》に入りにくくなり、体の外からの情報《じょうほう》も処理《しょり》できなくなり、脳《のう》の内の情報《じょうほう》ばかりが暴走《ぼうそう》し、頭の中がいつもモヤモヤしてスッキリしない状態《じょうたい》になります。

このような脳《のう》の過熱状態《かねつじょうたい》を解消《かいしょう》するには、体の外からの情報《じょうほう》（刺激《しげき》）をブロックしながら、体の内からの情報《じょうほう》（感覚）に意識《いしき》を向け、それらをじっくり味わい、脳《のう》の内からくる情報《じょうほう》（雑念《ざつねん》）を受け流し、ゆったりと過《す》ごすマインドフルネス瞑想《めいそう》がとても有効《ゆうこう》です。2007年にアメリカのビジネス業界でブームになったこのリラクゼーション法は、やがてマインドフル革命《かくめい》と呼《よ》ばれ世界中に広まり、スポーツ界や教育界でも普及《ふきゅう》することになったのです。YouTubeなどで探索《たんさく》してみてください。

一日に20〜30分でいいので、情報《じょうほう》の洪水《こうずい》のなかから離《はな》れる時間をもちましょう。

それには、夜、寝《ね》る前の時間が最適《さいてき》です。

就寝《しゅうしん》の1〜2時間前に入浴したら、その後はリラックスタイムと決めるのがいいのではないでしょうか。

目や脳《のう》に強い刺激《しげき》を与《あた》えるデジタル機器の使用は控《ひか》え、音楽を聴《き》く、本を読む、日記を書く、ストレッチやマッサージをする、といった静かな過《す》ごし方をしましょう。

リラックス効果《こうか》のあるアロマの香りに包まれて過《す》ごすのもいいですね。

忙《いそが》しすぎる脳《のう》を鎮《しず》めるためには、体の快《こころよ》い感覚に意識《いしき》を集中すると、穏《おだ》やかに眠《ねむ》りにつきやすくなります。

◎リラックス効果《こうか》の高いものは何か、いろいろ試してみましょう

8 睡眠《すいみん》時間をしっかり確保《かくほ》しよう

#体のリズム　#睡眠《すいみん》　#免疫力《めんえきりょく》アップ

自分の体調がいちばんいいのは、何時間寝《ね》たときか、把握《はあく》していますか？

適切《てきせつ》な睡眠《すいみん》時間は人によって異《こと》なるため、「絶対《ぜったい》に何時間寝《ね》なければいけない」という決まりはありません。けれども、良好な健康状態《じょうたい》を保《たも》つためには「何歳《なんさい》の場合、だいたい何時間眠《ねむ》ることが望ましい」という基本的《きほんてき》な推奨《すいしょう》時間があります。

14〜17歳《さい》では「8〜10時間」の睡眠《すいみん》が理想的だと考えられています。

しかし、その時間だけしっかり眠《ねむ》れている人は意外と少ないのです。とくに日本人は、大人も子どもも睡眠《すいみん》不足傾向《けいこう》が高い国です。

睡眠《すいみん》というのは、ただの休息ではありません。睡眠中《すいみんちゅう》、体のなかではさまざまなシステムが働いています。レム睡眠《すいみん》（浅い睡眠《すいみん》）とノンレム睡眠《すいみん》（深い睡眠《すいみん》）が約90分サイクルで交互《こうご》に訪《おとず》れ、深い睡眠《すいみん》のなかで睡眠《すいみん》や覚醒《かくせい》に影響《えいきょう》するホルモンが分泌《ぶんぴつ》されたり、成長ホルモンが分泌《ぶんぴつ》されたり、記憶《きおく》が定着したり、脳《のう》の老廃物《ろうはいぶつ》が除去《じょきょ》されたりと、さまざまな体の機能《きのう》が調整されているのです。睡眠《すいみん》時間が少ないと、そういった睡眠中《すいみんちゅう》に行われるべき働きが十分に行えなくなってしまいます。

睡眠《すいみん》不足が重なり慢性化《まんせいか》すると、「睡眠負債《すいみんふさい》」という状態《じょうたい》になり、日中の活動性《かつどうせい》が低下し、体内のストレス負荷になっていきます。睡眠負債《すいみんふさい》は、すぐには解消《かいしょう》しにくく、慢性《まんせい》のストレス状態《じょうたい》となり、肥満《ひまん》にも関係します。肥満《ひまん》は、体の慢性炎症《まんせいえんしょう》をもたらし、それが睡眠障害《すいみんしょうがい》に影響《えいきょう》します。

まずは、毎日どのくらい眠《ねむ》れているのか、自分の睡眠《すいみん》時間を確認《かくにん》してみてください。「睡眠表《すいみんひょう》」をつけてみるとか、スマホの「睡眠《すいみん》アプリ」を活用するといいでしょう。

必要なだけの睡眠《すいみん》時間を確保《かくほ》するためには、夜何時に寝《ね》て、朝何時に起きる必要があるのかをきちんと知ってください。一日のスケジュールは、必要な睡眠《すいみん》時間を最優《さいゆう》先《せん》して予定を考えるようにしましょう。睡眠《すいみん》時間を削《けず》ろうとしてはいけません。

◎睡眠《すいみん》時間が少ないことは自慢《じまん》になりません。睡眠《すいみん》不足は諸悪《しょあく》の根源《こんげん》です

9 眠《ねむ》りが浅くなる要素《ようそ》を減《へ》らす

#体のリズム　#睡眠《すいみん》　#免疫力《めんえきりょく》アップ

睡眠《すいみん》で大事なのは、時間だけではありません。**睡眠《すいみん》の「質《しつ》」もとても重要**です。時間でいえばけっこう寝《ね》ているのに、なぜか疲《つか》れが抜《ぬ》けていない、すっきりと目覚められないのは、深い睡眠《すいみん》ができていない可能性《かのうせい》があります。

深い睡眠《すいみん》（ノンレム睡眠《すいみん》）中は、脳内《のうない》の脳脊髄液《のうせきずいえき》の流れが増加《ぞうか》し、脳内《のうない》の老廃物《ろうはいぶつ》がリンパ液《えき》に洗《あら》い流されていきます。一方、睡眠中《すいみんちゅう》に一定間隔《かんかく》で訪《おとず》れる、夢《ゆめ》を見せる浅い睡眠《すいみん》（レム睡眠《すいみん》）では、脳内《のうない》の血流が増《ふ》え、老廃物《ろうはいぶつ》が血中から除去《じょきょ》されていきます。いずれにしても脳内《のうない》の老廃物《ろうはいぶつ》の除去《じょきょ》のためには、浅い睡眠《すいみん》と深い睡眠《すいみん》が交互《こうご》にくり返されている必要があります。

深い眠《ねむ》りができていると、脳《のう》の疲労《ひろう》もとれ、目覚めのための準備態勢《じゅんびたいせい》も整い、すっきりとした目覚めを迎《むか》えられるはずです。

たとえば、寝苦《ねぐる》しくて途中《とちゅう》で目が覚めるという状態《じょうたい》の場合、理由はふたつ考えられます。

ひとつは、マットレスや枕《まくら》など寝具《しんぐ》の硬《かた》さ、高さが合っていないこと。マットレスや敷布団《しきぶとん》が硬《かた》すぎたり柔《やわ》らかすぎたりすると、寝《ね》ているあいだにうまく寝返《ねがえ》りが打てず、快適《かいてき》な眠《ねむ》りになりません。

枕《まくら》の高さも大切で、高さが合っていないと寝《ね》ているあいだの呼吸《こきゅう》がしにくく、睡眠《すいみん》時《じ》のイビキや無呼吸《むこきゅう》が起き脳《のう》が低酸素状態《ていさんそじょうたい》になります。

よい睡眠《すいみん》のリズムのためには、脳《のう》の温度も下がることが必要です。寝《ね》ているあいだに副交感神経優位《ふくこうかんしんけいゆうい》となり、体の表面体温が上がり、汗《あせ》をかいて熱放出するためには、保湿《ほしつ》と通気性《つうきせい》のよい寝具《しんぐ》を用いることがおすすめです。

とくに枕《まくら》は脳《のう》の熱がこもりやすいので、硬《かた》さやフィット感だけではなく、熱がこもりにくい素材《そざい》かどうかということも意識《いしき》して選ぶといいと思います。綿《めん》、麻《あさ》、ポリエステルなどは熱がこもりにくい素材《そざい》です。

眠《ねむ》りたいのになかなか眠《ねむ》れないときには、まずは心理的ストレス状態《じょうたい》や精神状態《せいしんじょうたい》、慢性疲労状態《まんせいひろうじょうたい》のことを考えて対策《たいさく》を立ててほしいです。しかし、次のような物理的原《げん》因《いん》もあるかもしれませんので、振《ふ》り返ってみましょう。

- 寝《ね》る前に長時間、スマホなどのデジタル機器を扱《あつか》っていないか
- 照明を明るくしたままではないか
- 映像《えいぞう》や音楽などを流しながらの「ながら睡眠《すいみん》」をしていないか
- お腹がすきすぎていないか
- 学校から帰って、疲《つか》れて夕方以降《いこう》に仮眠《かみん》をしていないか
- 夕食が遅《おそ》くて、寝《ね》るまでに消化が進んでいないのではないか
- 寝《ね》る前にコーヒーやコーラ、エナジードリンクなどカフェインの多い刺激物《しげきぶつ》をとっていないか
- 室内が暑すぎたり涼《すず》しすぎたりしないか
- 寝返《ねがえ》りの打ちにくい寝具《しんぐ》を使っていないか

不眠対策《ふみんたいさく》は、「こうすればよく眠《ねむ》れるはず」という「加点法」で考えるよりも、「これをしたらあまり眠《ねむ》れない」と考えられる要素《ようそ》を減《へ》らしていく「減点法《げんてんほう》」で考えると

いいと思います。

◎質《しつ》のよい睡眠《すいみん》で脳《のう》をきちんと休ませてあげよう

10 バランスのよい食事のために

＃免疫力《めんえきりょく》アップ　＃食事

体に慢性的《まんせいてき》な軽度の炎症《えんしょう》が続くと、免疫《めんえき》やホルモンのバランスが崩《くず》れたり、腸内《ちょうない》環境《かんきょう》が荒《あ》れ始め、体の病気を併発《へいはつ》し、やがて脳《のう》にも炎症《えんしょう》が波及《はきゅう》していきます。

体に炎症《えんしょう》を起こす原因《げんいん》としては、慢性《まんせい》の病気、アレルギー、酒、毒物《どくぶつ》、ストレス、睡眠《すいみん》不足、肥満《ひまん》などのほかに、糖分《とうぶん》や炭水化物、加工食品の多い食事、トランス脂肪《しぼう》の多い食事、オメガ6脂肪酸《しぼうさん》の多い食事などが挙げられます。

体や脳《のう》の慢性炎症《まんせいえんしょう》を治すために大切な要因《よういん》は、ストレスを減《へ》らすこと、しっかり睡《すい》眠《みん》をとること、そして正しい食事をすることです。

何をどう食べるかという問題は、健康のみならず生き方にも影響《えいきょう》しています。食を制《せい》する者は人生を制《せい》すると言われるほど、**食事はホメオスタシスを保《たも》つうえで、もっとも基本的《きほんてき》で大切なものです。**

脳《のう》に慢性炎症《まんせいえんしょう》が起きると、内臓《ないぞう》感覚や味覚、空腹感《くうふくかん》・満腹感《まんぷくかん》などが鈍《にぶ》くなり、おいしいと感じるものをおいしいと感じるぶんだけ食べるという、体にとってバランスのよい食事ができなくなります。

そのようなときは、人間の歯の構成《こうせい》にあらわれた理想の食事バランスを参考に食べるとよいようです。すなわち、動物性《どうぶつせい》タンパク質《しつ》（1）：野菜や海藻《かいそう》や果物（2）：穀《こく》類《るい》（5）の比率《ひりつ》であり、小魚は「皮ごと骨《ほね》ごと頭ごと」、野菜は「葉ごと皮ごと根っこごと」など「そのまま、まるごと」いただくとよいようです（『「小食・不食・快食」の時代へ 「食のとらわれ」から自由になる方法』はせくらみゆき・鳴海周平著 ワニブックス「PLUS」新書）。

そもそもなぜ私《わたし》たちはこんなに食べ過《す》ぎてしまうのでしょうか。

その理由をはせくらみゆきさんは、

①遺伝子《いでんし》に刻《きざ》まれた人類の飢餓《きが》の記憶《きおく》

②親や学校から教えられた習慣《しゅうかん》

③食品添加物《てんかぶつ》や砂糖《さとう》の中毒性《ちゅうどくせい》

の3つだと述《の》べています。

このような植え付けられた「常識《じょうしき》」をまずは疑《うたが》って食を減《へ》らし、そして体にとって異物《いぶつ》であり毒物《どくぶつ》である添加物《てんかぶつ》や砂糖《さとう》をできるだけ避《さ》け、本来の味覚を取り戻《もど》すことが必要なのです。

◎何をどう食べるかをしっかり考えよう

11 栄養素《えいようそ》にも関心をもとう

#免疫力《めんえきりょく》アップ　#食事

体が必要とする大切な栄養素《えいようそ》には、①炭水化物、②脂質《ししつ》、③タンパク質《しつ》、④ミネラル、⑤ビタミンの5つがあります。炭水化物や脂質《ししつ》は主に活動のエネルギー源《げん》、タンパク質《しつ》は主に体を作るもとになり、ビタミンやミネラルは主に体の機能《きのう》調節に役立っています。これらをバランスよく摂取《せっしゅ》することが健康な体のための基本《きほん》です。

必要な栄養素《えいようそ》を摂《と》るためには、どんな食品に入っているかを知る必要があります。「体を作るもとになるもの」「エネルギーのもとになるもの」「体の調子を整えるもとになるもの」という3つの働きで分類した「三色食品群」や、それを栄養素《えいようそ》ごとに細かく整理した「6つの基礎《きそ》食品群」というものがあります。

ここに挙げられているような食品を毎日バランスよく食べているでしょうか。

たとえば、「6つの基礎《きそ》食品群」のなかにある食品を、一日のうちでまんべんなく食べていれば、バランスのよい食事ができているといえます。
栄養素《えいようそ》と食品群に対する知識《ちしき》をもち、つねに意識《いしき》するようになると、不足しがちなものが何かということにも気づけるようになります。

10代のうちは、生きていくための栄養だけではなく、「発育・発達のための栄養」も必要な時期です。**とくに大切なのが、カルシウム、マグネシウム、鉄分**になります。

・**カルシウム**……骨《ほね》を作るだけでなく、神経系《しんけいけい》や筋肉《きんにく》の発育のためにも必要です。

・**マグネシウム**……カルシウムは細胞内《さいぼうない》で濃度《のうど》が低く、細胞《さいぼう》内外で濃度《のうど》が1万倍も違《ちが》います。細胞内《さいぼうない》のカルシウム濃度《のうど》を低く保《たも》つのがマグネシウムの役割《やくわり》です。細《さい》胞内《ほうない》のカルシウム濃度《のうど》が高くなってしまうと、不整脈《ふせいみゃく》やこむら返りが起こります。

・**鉄分**……体の鉄分の3分の2は、赤血球のヘモグロビン内に存在《そんざい》し、残りは肝臓《かんぞう》や脾臓《ひぞう》に貯蔵《ちょぞう》されています。成長期に鉄不足になると、貧血《ひんけつ》やアトピー、脳障害《のうしょうがい》が発生しやすくなります。

◎体は食べたもので作られる

三色食品群と6つの基礎《きそ》食品群

6つの基礎《きそ》食品群

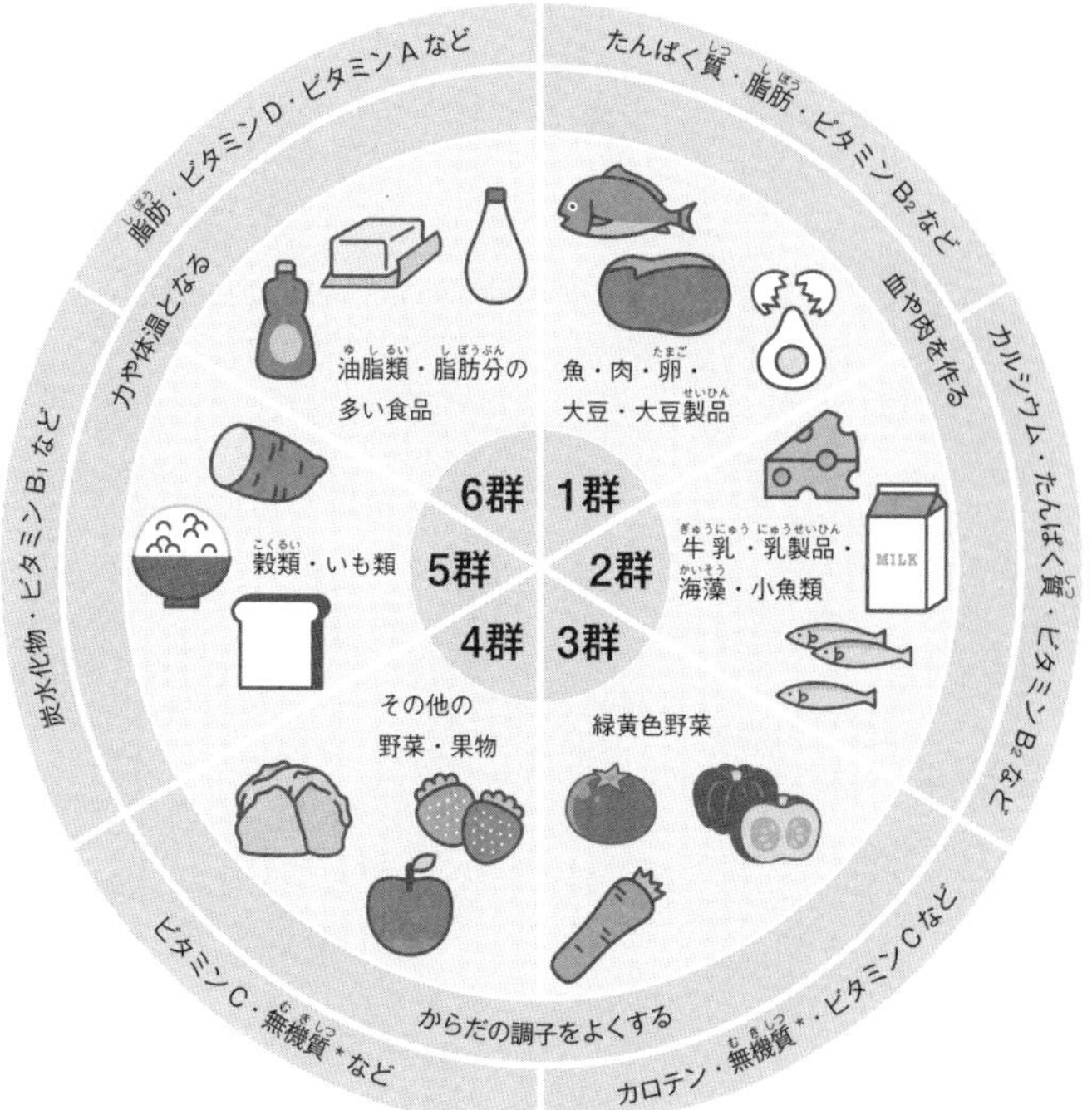

＊無機質《むきしつ》…ミネラル（カルシウム、マグネシウム、鉄、カリウム、ナトリウムなど）

資料：厚生労働省より

12
発酵《はっこう》食品と食物繊維《せんい》で腸内環境《ちょうないかんきょう》を整える

#免疫力《めんえきりょく》アップ　#食事　#腸内環境《ちょうないかんきょう》

栄養バランスに気をつけた食事をしても、食べものを消化吸収《きゅうしゅう》する腸《ちょう》の働きがよくなければ困《こま》ります。腸《ちょう》には非常《ひじょう》に多くの免疫細胞《めんえきさいぼう》がいるので、腸《ちょう》の状態《じょうたい》は免疫《めんえき》、神《しん》経《けい》、ホルモン、環境《かんきょう》にも大きく影響《えいきょう》します。

そんな腸内環境《ちょうないかんきょう》を整えるために行う活動のことを、最近では〝腸活《ちょうかつ》〟と呼《よ》んだりするようになりました。

腸活《ちょうかつ》の柱となるのは「食事」「運動」「睡眠《すいみん》」です。

①食事　腸内細菌《ちょうないさいきん》を活性化《かっせいか》させるのに好ましい食品をとる
②運動　炎症《えんしょう》をとり、副交感神経《ふくこうかんしんけい》を強くして腸《ちょう》を活発にする
③睡眠《すいみん》　覚醒《かくせい》と睡眠《すいみん》のバランスを整え、腸《ちょう》の働きを調整する

「健康な体を作る道は腸《ちょう》から」です。腸内細菌叢《ちょうないさいきんそう》（腸内《ちょうない》フローラ）をバランスよく保《たも》

ち、炎症《えんしょう》を起こさなければ、免疫《めんえき》が乱《みだ》れることはなく、仮《かり》に乱《みだ》れた免疫《めんえき》も健全に戻《もど》すことができます。

腸活《ちょうかつ》の健康のために摂《と》りたいのが、**発酵《はっこう》食品と食物繊維《せんい》**です。

発酵《はっこう》食品は、乳酸菌《にゅうさんきん》やこうじ菌《きん》、納豆菌《なっとうきん》などの微生物《びせいぶつ》で食品に発酵《はっこう》（酸素《さんそ》なしで有《ゆう》機物《きぶつ》を分解《ぶんかい》すること）を起こさせることによってできます。発酵《はっこう》食品のなかに含《ふく》まれている菌《きん》は、「生きた善玉菌《ぜんだまきん》」として、食べものを分解《ぶんかい》して消化吸収《きゅうしゅう》を促進《そくしん》する働きをサポートしてくれるのです。

お勧《すす》めの発酵《はっこう》食品としては、ヨーグルト、チーズ、納豆《なっとう》、みそ、キムチ、ぬか漬《づ》けなどがあります。かつお節、メンマ、甘酒《あまざけ》、ナタデココなども発酵《はっこう》食品です。

そして、善玉菌《ぜんだまきん》を増《ふ》やすために効果的《こうかてき》なのが、食物繊維《せんい》。

じつは、食物繊維《せんい》の成分は人間の消化酵素《こうそ》では消化されないのです。消化吸収《きゅうしゅう》されることのないまま、小腸《しょうちょう》を通って大腸《だいちょう》へ。**食物繊維《せんい》は善玉菌《ぜんだまきん》の栄養源《えいようげん》となり、善玉《ぜんだま》菌《きん》を増《ふ》やすのに役立つ**のです。

食物繊維《せんい》は、野菜（とくに根菜類）、海藻類《かいそうるい》、きのこ類などに多く含《ふく》まれています。

かむときに繊維質《せんいしつ》を強く感じるものや、海藻《かいそう》、オクラ、納豆《なっとう》、めかぶ、山芋《やまいも》などネバネバ系《けい》の食材に多いと覚えておくといいでしょう。

また、**オリゴ糖《とう》も善玉菌《ぜんだまきん》の栄養源《えいようげん》**になります。オリゴ糖《とう》とは、ブドウ糖《とう》に果糖《かとう》が2~10個《こ》ほどつながった糖《とう》のことで、大腸《だいちょう》で酪酸菌《らくさんきん》（大腸《だいちょう》に存在《そんざい》する腸内細菌《ちょうないさいきん》で、酪酸《らくさん》を作り出す細菌《さいきん》の総称《そうしょう》）を増《ふ》やし、免疫力《めんえきりょく》を高めます。大豆、たまねぎ、ごぼう、ねぎ、にんにく、アスパラガス、バナナなどに含《ふく》まれています。

◎「発酵《はっこう》食品」「食物繊維《せんい》」「オリゴ糖《とう》」で腸《ちょう》を元気にして免疫力《めんえきりょく》を高めよう

13 脳《のう》の炎症《えんしょう》を抑《おさ》えるのに効果的《こうかてき》な「オメガ3系脂肪酸《けいしぼうさん》」を摂《と》る

#免疫力《めんえきりょく》アップ　#食事　#腸内環境《ちょうないかんきょう》

食事で疲労回復《ひろうかいふく》、とくに脳《のう》の疲《つか》れをとりたいときには、何を積極的に食べるのがいいのでしょうか。

それは「**オメガ3系脂肪酸《けいしぼうさん》**」。これは「**必須脂肪酸《ひっすしぼうさん》」といって健康には必要なのですが、体内では生成されない物質《ぶっしつ》**です。それで、食事で取り入れることが大事なのです。

オメガ3系脂肪酸《けいしぼうさん》を多く含《ふく》む食品には、サバ・イワシ・サンマなどの青魚、タラコ・イクラなどの魚卵《ぎょらん》などがあります。クルミやアマニ油・えごま油などの植物性《しょくぶつせい》食品にも多く含《ふく》まれています。

オメガ3と共に必須脂肪酸《ひっすしぼうさん》と呼《よ》ばれているのが「オメガ6系脂肪酸《けいしぼうさん》（牛肉・豚肉《ぶたにく》・卵《たまご》、バターなどの動物性脂肪《どうぶつせいしぼう》や、サラダ油・ごま油などに多く含《ふく》まれる）」です。オメガ3もオメガ6も大事な成分なのですが、じつは両者は真反対の役割《やくわり》を担《にな》っていることがわかっています。

オメガ3が足りていなくて、両者のバランスが悪いと、脳疲《のうづか》れや脳《のう》の炎症《えんしょう》が起こりやすく、回復《かいふく》しにくくなってしまうわけですね。

現代人《げんだいじん》の食事では、オメガ6の摂取《せっしゅ》が非常《ひじょう》に増《ふ》えています。とくに10～20代の若《わか》い世代の食事で、オメガ6が過剰《かじょう》に増《ふ》えすぎる傾向《けいこう》があると考えられています。

オメガ3を多く含《ふく》む食品を積極的に摂《と》りましょう。

青魚は苦手だという人も、味噌《みそ》煮《に》や水煮《みずに》の缶詰《かんづめ》だったら食べられるのではないでしょうか。また、アマニ油・えごま油などは、料理の最後にちょっと加えるかたちで無理なく摂《と》ることもできます。

オメガ3のほかにも、「抗酸化《こうさんか》ビタミン」といわれるビタミンA、C、Eなどのビタミン群、ポリフェノール、カロテノイドなども、炎症《えんしょう》を抑制《よくせい》したり、炎症拡大《えんしょうかくだい》を防《ふせ》いでくれたりする作用があるといわれています。

それぞれどういった食品に多く含《ふく》まれているかを紹介《しょうかい》しておきます。

- ビタミンA……レバー、うなぎ、緑黄色野菜など
- ビタミンC……緑黄色野菜、フルーツ、いも類など
- ビタミンE……魚介類《ぎょかいるい》、ナッツ類など
- ポリフェノール……ブルーベリー、大豆、ごま、そば、緑茶など
- カロテノイド……緑黄色野菜、フルーツ、エビやカニなどの甲殻類《こうかくるい》、サケやマスなどの魚類

バランスを考えるなかで、こうした食品を取り入れていくといいのです。

◎脳疲《のうづか》れには「オメガ3」の多く含《ふく》まれるものを食べるといい

14 ジャンクフードを食べたかったら「ひと工夫」する

#免疫力《めんえきりょく》アップ　#食事　#腸内環境《ちょうないかんきょう》

カップ麺《めん》、ハンバーガー、ピザ、揚《あ》げもの、スナック菓子《がし》……。どれも10代のみなさんが好む食べものです。

これらを総称《そうしょう》して「ジャンクフード」と呼《よ》びます。手軽に食べられて、おいしいと感じるように作られている調理済《ちょうりず》み食品（加工食品）のことです。

しかし、**ジャンクフードは栄養のバランスが非常《ひじょう》によくない**のです。カロリーが高く、塩分・脂肪《しぼう》・糖分《とうぶん》などが多い一方、ビタミン、ミネラルなどが含《ふく》まれていません。

さらに、食品添加物《てんかぶつ》がいろいろ使われていることも問題視《もんだいし》されています。

また、加工食品には旨《うま》み成分として、グルタミン酸《さん》やアスパラギン酸《さん》のようなアミノ酸《さん》が含《ふく》まれています。これらを必要以上にとると、体内に蓄積《ちくせき》されてしまい、脳内《のうない》の神経《しんけい》が活性化《かっせいか》され、過剰興奮《かじょうこうふん》して消耗《しょうもう》します。これらの興奮毒素《こうふんどくそ》は、細胞内《さいぼうない》のカルシウム濃度《のうど》を上げ、細胞《さいぼう》を破壊《はかい》してしまう可能性《かのうせい》もあります。

必要な栄養素《えいようそ》に偏《かたよ》りが生じると、免疫《めんえき》システムが乱れ、体調が崩《くず》れやすくなり、外から入ってくる細菌《さいきん》やウイルスに対する抵抗力《ていこうりょく》も弱まってしまいます。

高カロリーのものばかり食べつづけていれば、肥満《ひまん》にもなりやすくなります。

本当なら「ジャンクフードは栄養のバランスがよくないので食べるのはやめなさい」と言いたいところですが、食べたい気持ちを無視《むし》して正論《せいろん》で裁《さば》きたくはありません。なので、もしも食べるのであれば、**栄養的なことを考えて、栄養バランスがよいものを組み合わせてひと工夫**してみてください。

たとえば、ファストフード店でハンバーガーとポテト、それに炭酸《たんさん》飲料をよく買う人は、ポテトをサラダに替《か》えてみるとか、炭酸《たんさん》飲料を野菜ジュースやウーロン茶に替《か》えてみる。こうすると、ビタミンやミネラルも摂《と》ることができるようになります。

あるいは、昼食をコンビニで買ったもので済《す》ませた日には、夕食で野菜を多めに摂《と》る。1回の食事だけでなく、一日のなかでバランスを心がけるといいでしょう。

「ジャンクフードだけどうしてもいま食べたい」と思ったときには、「いまは食べてよし。でも明日は食べない」と、自分にアファーメーション（宣言《せんげん》）してください。

◎ジャンクフードの問題点を知ったうえで、どんな工夫ができるか考えましょう

15 サプリメントを過剰《かじょう》に摂《と》りすぎない

#免疫力《めんえきりょく》アップ　#腸内環境《ちょうないかんきょう》

慢性機能性疾患《まんせいきのうせいしっかん》のように、体や脳《のう》の慢性炎症《まんせいえんしょう》によりエネルギーを吸《す》いつくされ消耗《しょうもう》している体では、食事もままならず栄養が不足しがちですので、炎症《えんしょう》を抑《おさ》えるためのサプリが必要となるでしょう。

いまはたくさんのサプリメントがあります。

「必要な栄養なんて、全部サプリで摂《と》ればいいじゃない」と思う人もいるかもしれません。たしかに食品に含《ふく》まれている特定の成分を濃縮《のうしゅく》して作られているので、効果的《こうかてき》に栄養補給《ほきゅう》ができ、健康の増進《ぞうしん》に役立つといわれていますが、体にいいものだからといって長期に、たくさん飲むのは禁物《きんもつ》です。

また、一度にいろいろな種類のサプリメントを摂《と》ると、体がそれを吸収分解《きゅうしゅうぶんかい》しきれずに、体調不良を起こすことがあります。たくさん摂《と》ればとるだけ健康にいい、というものではないのです。

サプリは、原則《げんそく》としては「食事で足りない栄養素《えいようそ》」を補《おぎな》うためのもの。あくまでも補助的《ほじょてき》な食品です。飲むタイミングとしては、食事の前後にすると、食事で摂取《せっしゅ》した栄養素《えいようそ》と組み合わさって、より効率《こうりつ》よく吸収《きゅうしゅう》されます。

サプリに頼《たよ》る前に、ふだんの食事でつねに「ひと工夫する」習慣《しゅうかん》をつけることが、健康な体づくりになるのです。

◎サプリはあくまでも食事を補《おぎな》うものだと心得《こころえ》よう

16 エナジードリンクを飲みすぎない

#免疫力《めんえきりょく》アップ　#カフェイン

少量で常用《じょうよう》しなければ、アルコールは緊張《きんちょう》をほぐし、カフェインは覚醒《かくせい》をあげ、甘《あま》いものは幸福感をもたらし、すぐに効《き》いてくれて便利な飲食物です。しかし、アルコールやカフェインは、情緒《じょうちょ》を不安定にさせる代表的な物質《ぶっしつ》です。カフェインは、コーヒーや紅茶《こうちゃ》、緑茶、ウーロン茶、ジャスミン茶、コーラ、ドリンク剤《ざい》などに含《ふく》まれており、チョコレートやココアにもカフェインのような作用があります。

アルコールは少量でも睡眠《すいみん》の質《しつ》を悪化させ、肝臓《かんぞう》でのアルコールの分解《ぶんかい》のために体に必要なビタミンB群、ナイアシン、亜鉛《あえん》などが大量に使われてしまいます。

10代の人がアルコールを摂取《せっしゅ》することはないと思いますが、たとえ興味本位《きょうみほんい》でも、口にすべきではありません。また、甘《あま》いものを食べると「おいしい」「幸せ」「ほっとする」といった幸福感が得《え》られますが、脳内《のうない》では快楽《かいらく》ホルモンが分泌《ぶんぴつ》されます。甘《あま》いものを摂《と》りすぎると、このホルモンが過度《かど》に分泌《ぶんぴつ》され、感情《かんじょう》を麻痺《まひ》させたり、もっと食べたくなる中毒症《ちゅうどくしょう》になってきます。自覚がないままこれを続けていると、肥満《ひまん》や糖尿病《とうにょうびょう》や高血圧《こうけつあつ》などの生活習慣病《しゅうかんびょう》になってしまいます。

体に毒《どく》となる食物を摂《と》りつづけると、自覚症状《しょうじょう》はなくても、体に慢性炎症《まんせいえんしょう》が起きて身体感覚が鈍《にぶ》くなり、症状《しょうじょう》に気がつきにくくなります。

長く体に負担《ふたん》をかける生活習慣《しゅうかん》を続けていても、何の不調も感じ取れず、体が炎症《えんしょう》を起こしていることに気づけない人がたくさんいます。そんな人も、体の自動調節機《き》能《のう》が限界《げんかい》を超《こ》えると突然《とつぜん》不調におそわれ、何が原因《げんいん》かもわからないまま何年も苦しみつづけてしまうようなこともあります。

10代の人たちのあいだでは、エナジードリンクを常習的《じょうしゅうてき》に飲む人が多いと聞いています。

じつは、カフェインの覚醒《かくせい》作用で気をつけなくてはいけないのは、「疲労《ひろう》を感じる機能《きのう》」を抑《おさ》える働きがあるということです。カフェインの影響《えいきょう》で神経《しんけい》が興奮《こうふん》し、疲労《ひろう》を感じる機能《きのう》をマヒさせてしまうのです。

ドリンクを飲むことで疲《つか》れが「とれる」のではなく、疲《つか》れを「感じなくなる」だけなのです。飲んだときは、一時的に眠気《ねむけ》が覚めて元気になったような気分になり、本来、休むはずのところで過剰《かじょう》にエネルギーを使ってしまいます。

それだけに、カフェインの作用が切れてくると、禁断症状《きんだんしょうじょう》として、飲む前よりもむしろ疲《つか》れた感じになります。そしてまた、「もっと飲みたい」という中毒症状《ちゅうどくしょうじょう》になりやすいわけです。

カフェインは、脳《のう》や心臓《しんぞう》での興奮《こうふん》を抑制《よくせい》するアデノシンの働きの邪魔《じゃま》をします。その結果、交感神経《こうかんしんけい》が興奮状態《こうふんじょうたい》となって消化・吸収《きゅうしゅう》が悪くなり、不安、緊張《きんちょう》、イライラ、不眠《ふみん》などの症状《しょうじょう》も悪化させます。

とくに10代は、理性脳《りせいのう》の発達が活動脳《かつどうのう》の発達に追いつかず、興奮《こうふん》の抑制《よくせい》がしにくいので、成分の影響《えいきょう》を大人よりも強く受けやすいので危険《きけん》です。大量に連続して摂取《せっしゅ》することは避《さ》けましょう。

◎エナジードリンクは「疲《つか》れを感じなくさせる」だけです

17 「抗菌薬《こうきんやく》」をむやみに使わない

#免疫力《めんえきりょく》アップ

抗生物質《こうせいぶっしつ》（抗菌薬《こうきんやく》、抗菌剤《こうきんざい》）は、細菌感染症《さいきんかんせんしょう》に非常《ひじょう》に効果《こうか》のある薬剤《やくざい》です。しかし、**病気をもたらした細菌《さいきん》だけではなく、腸《ちょう》のなかにいる善玉菌《ぜんだまきん》まで殺《ころ》してしまうことがあります**。腸内《ちょうない》の善玉菌《ぜんだまきん》が弱ると、腸《ちょう》の内層《ないそう》が傷《きず》ついて上皮細胞間《さいぼうかん》の密着《みっちゃく》した結合が緩《ゆる》み、有害な病原体（カビ、寄生《きせい》生物、病原菌《びょうげんきん》、腐敗菌《ふはいきん》、ウイルス）、重金属《じゅうきんぞく》、有害化学物質《かがくぶっしつ》などが腸外《ちょうがい》（体内）に漏《も》れやすくなります（リーキーガット）。こうして腸内層《ちょうないそう》の防波堤《ぼうはてい》が決壊《けっかい》し、そこで作られる免疫力《めんえきりょく》が弱くなってしまうのです。菌《きん》への殺傷能力《さっしょうのうりょく》が高いことが、デメリットになる部分もあるのです。

問題はそれだけではなく、抗菌薬《こうきんやく》を多用していると、細菌《さいきん》が抵抗力《ていこうりょく》をもつようになって、薬が効《き》きにくくなる「薬剤耐性菌《やくざいたいせいきん》」や真菌《しんきん》（カビ菌《きん》）が出現《しゅつげん》することもわかってきました。

日和見菌《ひよりみきん》であるカンジダ菌《きん》（カビ菌《きん》）は、ほとんどだれでも体内に持っていて、少数であれば問題を起こしませんが、腸内細菌《ちょうないさいきん》のバランスが乱《みだ》されると腸《ちょう》に増殖《ぞうしょく》し、腸《ちょう》をすり抜《ぬ》けて体内に入っていきます。カンジダ菌《きん》の侵入《しんにゅう》で体にも脳《のう》にも炎症《えんしょう》が起き、BBBのない脳室周囲《のうしつしゅうい》器官に炎症《えんしょう》が及《およ》ぶと、味覚やホルモンの分泌《ぶんぴつ》が変わり、カンジダ菌《きん》が喜《よろこ》ぶ糖質《とうしつ》の高い食物を食べるようになります。

いまは世界的に、できるだけ抗菌薬《こうきんやく》の使用を減《へ》らそうという流れになっています。

身のまわりに注意してみると、「抗菌《こうきん》」「除菌《じょきん》」「殺菌《さっきん》」などの加工をされた製品《せいひん》がたくさんあります。衣類、日用品、衛生《えいせい》用品、家電……日本は抗菌《こうきん》関連製品《せいひん》がものすごく多い国なのです。

日常《にちじょう》生活のなかで用いられている抗菌製品《こうきんせいひん》には、それほど強い殺菌効果《さっきんこうか》はありません。表面に菌《きん》が付着しにくいような加工をしているものがほとんどです。

菌《きん》には、生存《せいぞん》をおびやかされると「耐性《たいせい》」を獲得《かくとく》してより強力なかたちに変異《へんい》していく性質《せいしつ》があります。さまざまなところで抗菌《こうきん》スプレーのようなものが頻繁《ひんぱん》に使われていると、その抗菌物質《こうきんぶっしつ》を上まわるような「耐性菌《たいせいきん》」があらわれてくる可能性《かのうせい》も高まるわけです。そういう意味では、抗菌効果《こうきんこうか》をもつ製品《せいひん》を使いすぎるのはよくないのです。現代人《げんだいじん》は衛生《えいせい》に対する感覚が厳《きび》しく、清潔《せいけつ》を求めるあまり、身のまわりの菌《きん》を薬でなくすことに躍起《やっき》になりすぎています。でも、人間が薬を使えば使うほど、菌《きん》は強くなっていくという現実《げんじつ》があるのです。

身を守るためには、異物《いぶつ》を寄《よ》せつけないようにするだけではなく、異物《いぶつ》が入ってきても、白血球による細胞性免疫《さいぼうせいめんえき》の力で排除《はいじょ》できるように、食事や運動や睡眠《すいみん》で自然免疫力《めんえきりょく》（細胞性免疫《さいぼうせいめんえき》）を高めておくことも必要です。

◎清潔《せいけつ》さを求めすぎると健康には逆効果《ぎゃくこうか》になることもあります

18 「深呼吸《しんこきゅう》」で緊張《きんちょう》をほぐそう

#リラックス効果《こうか》　#免疫力《めんえきりょく》アップ

「なんとなく息苦しい」「深く息が吸《す》えない」といったことはありませんか？

ストレスで過緊張《かきんちょう》が続いていると、呼吸《こきゅう》が浅くて速くなりがちです。横隔膜《おうかくまく》より上の内臓《ないぞう》（心臓《しんぞう》と肺《はい》）を咽喉《のど》の器官と一緒《いっしょ》にコントロールしているのは、副交感神経《ふくこうかんしんけい》である腹側《ふくそく》の迷走神経《めいそうしんけい》です。緊張《きんちょう》すると脈拍《みゃくはく》と呼吸《こきゅう》が速くなるのは、交感神経《こうかんしんけい》の影響《えいきょう》です。この両者のバランスが乱《みだ》れると、呼吸《こきゅう》も脈拍《みゃくはく》も速くなります。

通常《つうじょう》、人間の呼吸《こきゅう》は、ある程度《ていど》の幅《はば》で速くなったり、ゆったりしたりと変化していますが、**理想的な呼吸《こきゅう》は1分間に12回～20回程度《ていど》**です。**脈拍《みゃくはく》は60～80拍程度《はくていど》**です。

自分は1分間に何回呼吸《こきゅう》をしているか、脈打《みゃくう》っているかカウントしてみましょう。

もし、25回以上だったら、浅い呼吸《こきゅう》が常態化《じょうたいか》して、深くゆるやかな呼吸《こきゅう》ができなくなっている可能性《かのうせい》があります。自分の呼吸《こきゅう》を見直してみましょう。

深く吸《す》えない問題点は、じつはうまく息を吐《は》けなくなっているところにあるのです。

深い呼吸《こきゅう》をくり返すポイントは、ゆっくり息を吐《は》くことです。

呼吸《こきゅう》に意識《いしき》を集中しながら、**少しずつ長く息を吐《は》き、苦しくなるくらいまで完全に吐《は》ききるのがコツ**です。**長くしっかり息が吐《は》けると、次に吸《す》う息が大きくなります。**

この呼吸《こきゅう》が身につくと、ふだんの呼吸《こきゅう》もいままでよりも深くなります。

心を落ちつかせたいときや緊張《きんちょう》をほぐしたいとき、パニックになったとき、まずはこのような深呼吸《しんこきゅう》を行うと効果的《こうかてき》です。

ゆっくりとした深い呼吸《こきゅう》をくり返すことは、空腹感《くうふくかん》から抜《ぬ》けるひとつの方法です。

深呼吸《しんこきゅう》をくり返しながら自分の空腹感《くうふくかん》に意識《いしき》を向け、リラックスした状態《じょうたい》で、自分を上から眺《なが》めてみるのです。空腹感《くうふくかん》をなくすには、ほかに、アメ玉1個《こ》をなめる、その場で軽い運動をする、噛《か》んで唾液《だえき》をためる、水をゆっくり飲むなどの方法があります。

◎「息を完全に吐《は》ききる」のが、深呼吸《しんこきゅう》のコツ

19 「手当て」で和《やわ》らぐ感覚を実感してみる

#リラックス効果《こうか》　#免疫力《めんえきりょく》アップ

「手当て」という言葉があります。病気やケガの対応《たいおう》をすることですが、その原点は患部《かんぶ》に「手を当てる」ことで痛《いた》みや苦しみを和《やわ》らげることにあったようです。軽く触《ふ》れただけでも癒《いや》し効果《こうか》があるのは、右手のひらから生体エネルギーの「氣《き》」が出ているからだといわれています。

人に手当てをしてもらうだけでなく、**自分で自分にさわっていても痛《いた》みや苦しみを和《やわ》らげる効果《こうか》がある**ことがわかっています。傷《きず》ついた**相手にやさしく触《ふ》れて支《ささ》えてあげる**だけで「氣《き》」が伝わり、リラックスさせることができます。手は、もっとも身近な「安心装置《そうち》」といえるのです。

人間は無意識《むいしき》のうちに、自分の体をあちこちさわっています。

おなかが痛《いた》いとき、おなかが張《は》っているときには、両手を何回もこすり合わせてから右手をおなかに当ててさすります。そうすることで、痛《いた》みや不快感《ふかいかん》が和《やわ》らぐ感じがあるからです。

失敗してしまったときには、思わず頭をかかえたり、額《ひたい》に手を当てたり、両手で頬《ほほ》をはさんだりします。不安や動揺《どうよう》を抑《おさ》えようとする気持ちが、しぐさにあらわれるからです。

氣は右手から出て左手から入るので、患部《かんぶ》を両手ではさみこむのもよい方法です。

ふだんは無意識《むいしき》に手を動かしていると思いますが、自分の手の動きや、セルフタッチしたときの感覚を意識《いしき》してみましょう。自分はどんなときに、体のどこを、どんなふうにさわっているでしょうか。

セルフタッチは、リラックスしているときよりも、ストレスを感じたり、緊張《きんちょう》したりしているときのほうが増《ふ》える、といわれています。

さわり方を変えるだけでも、効果《こうか》が変わってきます。たとえばマッサージ。

疲《つか》れて**ストレスを癒《いや》したいときは、ゆっくりとなでるようにマッサージ**します。クリームやオイルを塗《ぬ》ってマッサージをするとすべりがよく、よりリラックス効果《こうか》が高まります。触《ふ》れる部位に意識《いしき》を向けると、心地よさをさらに感じやすくなります。

逆《ぎゃく》に「疲《つか》れているけれど、もうちょっとがんばらないといけない」といったときは、副交感神経《ふくこうかんしんけい》ではなく交感神経《こうかんしんけい》を働かせたほうがいいので、クリームなどを塗《ぬ》らずに、速いスピードで圧《あつ》をかけるような強めのマッサージをするといいのです。

両方やってみて、その感覚の違《ちが》いを実感してみましょう。

身体感覚や皮膚《ひふ》感覚や内臓《ないぞう》感覚に注意深く意識《いしき》を向けるようになると、自分の体への感覚が敏感《びんかん》になって、「体の声」もききとりやすくなってきます。

◎自分の体の感覚に敏感《びんかん》になると、ちょっとした異変《いへん》にも気づきやすくなります

20 腎臓《じんぞう》(副腎《ふくじん》)のあたりをさわって温める

#リラックス効果《こうか》 #免疫力《めんえきりょく》アップ

「疲《つか》れている」「体がだるい」と感じたら、腎臓《じんぞう》のあたりに両手を当ててみてください。ふだん、胸《むね》やおなかはさわる機会が多いですが、背中側《せなかがわ》はなかなかさわらないもの。とくに、腎臓《じんぞう》という臓器《ぞうき》を具体的に意識《いしき》することはあまりないと思います。

仰向《あおむ》けに寝《ね》て、背中《せなか》のあばら骨《ほね》の下あたり、左右にある腎臓《じんぞう》の位置にそっと手を当てます。目をつぶって、腎臓《じんぞう》を感じてみましょう。

両手の手のひらに腎臓《じんぞう》を乗せて休ませるようなイメージで、そのまま5分くらい手を当てていると、副交感神経《ふくこうかんしんけい》が優位《ゆうい》になってきます。温かみを感じ、気持ちもじんわりと落ちついてくるはずです。夜寝《ね》る前にさわると、眠《ねむ》りやすくなる効果《こうか》もあります。

副腎《ふくじん》は腎臓《じんぞう》の上にぺったりとついている小さな臓器《ぞうき》です。副腎皮質《ふくじんひしつ》は、やる気や元気を出し、免疫反応《めんえきはんのう》を抑《おさ》える働きをもつコルチゾールを分泌《ぶんぴつ》します。これが激減《げきげん》すると、気力がなくなり疲《つか》れを感じるようになることから、昔から副腎疲労《ふくじんひろう》と呼《よ》ばれてきました。一方、腎臓《じんぞう》もとても大切な臓器《ぞうき》で、尿《にょう》をつくったり、血圧《けつあつ》を調整したり、ビタミンDを活性化《かっせいか》したり、造血《ぞうけつ》ホルモンを分泌《ぶんぴつ》したりしています。東洋医学では、臓《ぞう》器《き》の要と考えられています。

また、首を温めるのも効果的《こうかてき》です。首の付け根を手のひらでさわって温めるのも、副交感神経《ふくこうかんしんけい》の働きをよくして、心が落ちつきます。体がホッとして喜《よろこ》んでいる感じがわかります。ここにある「風地《ふうち》」「天柱《てんちゅう》」というツボ押しは、頭痛《ずつう》や肩こり、副鼻腔《ふくびくう》炎《えん》に効果《こうか》があります。

脳《のう》の延髄《えんずい》から内臓《ないぞう》へとつながる場所に、2本の「迷走神経《めいそうしんけい》」と呼《よ》ばれる副交感神経《ふくこうかんしんけい》があります。その**迷走神経核《めいそうしんけいかく》のある延髄《えんずい》に一番近いのが首のうしろ。ここを温めると、副交感神経《ふくこうかんしんけい》が優位《ゆうい》に働く**のです。首の緊張《きんちょう》をほぐす効果《こうか》もあります。

熱いタオルを当てたり、ネックウォーマーをしたりして温めるのもいいでしょう。

◎腎臓《じんぞう》付近や首のうしろを温めるとリラックス効果《こうか》バツグンです

21 幸せホルモン「オキシトシン」を増《ふ》やそう

#リラックス効果《こうか》　#免疫力《めんえきりょく》アップ

スキンシップによって「気持ちいい」「うれしい」といった感情《かんじょう》がわくと、脳《のう》の視床下部《ししょうかぶ》から「オキシトシン」というホルモンが分泌《ぶんぴつ》されます。**オキシトシンには、ストレス反応《はんのう》を抑制《よくせい》する、痛《いた》みを軽減《けいげん》する、免疫《めんえき》の活性《かっせい》を促《うなが》すといった作用があるほか、幸福感を高める、人との絆《きずな》を強める、愛着の安定を促《うなが》すといった効果《こうか》があります。**このことから、「愛情《あいじょう》ホルモン」「幸せホルモン」「絆《きずな》ホルモン」などとも呼《よ》ばれています。

オキシトシンが最初に広く知られるようになったのは、お母さんと赤ちゃんの関係でした。母子のスキンシップによって、お母さんと赤ちゃんどちらもオキシトシンの分泌《ぶんぴつ》が増《ふ》えることがわかっていたのです。

その後、オキシトシンの分泌《ぶんぴつ》が増《ふ》えるのは母子関係だけにとどまらず、**他者との温**

かみのある会話や触《ふ》れあいがあればいいことが明らかになりました。

また、オキシトシンの分泌《ぶんぴつ》が多いと、情緒《じょうちょ》が安定する、人間関係を築《きず》くことへの不安が減《へ》るといった効果《こうか》もあることがわかってきて、子どもの成長にはオキシトシンを高めることが大事だ、と考えられるようになってきたのです。

オキシトシンについては研究がどんどん進んでいます。ほかの人と触《ふ》れあうのではなく、**自分自身で触《ふ》れることでも分泌《ぶんぴつ》が増《ふ》える**ことがわかって、ストレスケアのためにセルフタッチ、セルフマッサージが推奨《すいしょう》されるようになりました。

実際《じっさい》に肌《はだ》が触《ふ》れなくても、「会話をする」「目が合う」などの行為《こうい》を通じて、やさしさや心地よさを感じればオキシトシンは増《ふ》えること、人間や動物などの生きものだけでなく、「五感で心地よさを感じる」ものに触《ふ》れるだけでも増《ふ》えることなどが次々とわかってきて、さまざまな心理療法《りょうほう》などでも活用されるようになってきています。

人や動物との触《ふ》れあい以外でオキシトシンを高める手段《しゅだん》としては、**「さわり心地のよさ」を感じるもの**が有効《ゆうこう》です。

子どものころ、さわり心地がお気に入りだった洋服や寝具《しんぐ》、大好きで汚《よご》れてよれよれになっても手離《ばな》せなかったぬいぐるみなどがありませんでしたか？　あれは、オキシトシンが高まり、手にしていると安心を感じる〝やすらぎグッズ〟だったのです。

成長すると、デザインや色、機能《きのう》など選択肢《せんたくし》が増《ふ》えるので、触感《しょっかん》だけでものを選ばなくなりますが、**神経《しんけい》をリラックスさせるためには、肌《はだ》ざわりが気持ちいいと感じるものがお勧《すす》め**です。オキシトシンがたくさん出て、癒《いや》し効果《こうか》があります。

ふわふわ、モコモコ、スベスベ、ツルツル……人によって好きな感触《かんしょく》はいろいろです。自分にとって安心を感じさせてくれる感触《かんしょく》はどういうものか、確《たし》かめてみてください。

◎触れて「心地よさを感じる」ものを身の回りに置くといいですよ

22 いまの気持ちを「オノマトペ」で表現《ひょうげん》してみよう

#リラックス効果《こうか》　#感情《かんじょう》の整理　#ストレス発散

自分の感じていることをうまく言葉にできない、思いをなかなか外に出せない人のなかには、心のなかにある感情《かんじょう》や感覚を言いあらわす言葉を見つけられないという人もいます。

私《わたし》がそういう人たちと接《せっ》するときに用いているのは、**擬音語《ぎおんご》、擬態語《ぎたいご》といったオノマトペ**を用いて、自分のいまの感覚に近い言葉を見つけてみよう、というやり方です。

- 怒《いか》りやいらだちの感情《かんじょう》なら「イライラ／プンプン／ムカムカ」など。
- 不安や困惑《こんわく》の感情《かんじょう》なら「オロオロ／ハラハラ／ビクビク／ヒヤヒヤ」など。
- 痛《いた》みなら「ガンガン／キリキリ／ズキズキ／チクチク／ヒリヒリ／ピリピリ」など。

・触感《しょっかん》の気持ち悪さなら「ザラザラ／ドロドロ／ヌルヌル／ベトベト」など。

感覚は体で感じるものですが、じつは、脳《のう》が作り出しているものでもあるのです。脳《のう》は過去《かこ》の経験《けいけん》から先読みして感覚を作り出し、それと実際《じっさい》の感覚とを照合させて、その違《ちが》いを修正《しゅうせい》しながら感覚を味わっているのです。ですから、感覚を言葉にすることで、その感覚に意味づけしたり、勘違《かんちが》いさせることもできてしまいます。体で感じていることを言葉に結びつけ、その言葉を外に吐《は》き出すことができると、負の感情《かんじょう》や不快《ふかい》さを表現《ひょうげん》するきっかけがつかめるようになります。

他にも、クリニックに来る人たちにやってもらうワークのひとつに、「胸《むね》にかかえ込《こ》んだ負の感情《かんじょう》を洗《あら》い流すワーク」というのがあります。

白いタオルと水性《すいせい》のカラースプレーを各色用意し、「自分の気持ちを色であらわしてみよう」と、タオルにカラースプレーを吹《ふ》きかけてもらいます。強い恐怖《きょうふ》体験や激《はげ》しいストレスをかかえ、それを外に出すことができない人は、心のなかを表現《ひょうげん》しようとすると、いろいろな色がまざって、複雑《ふくざつ》な色合いになることがあります。

そのぐちゃぐちゃのタオルを水で洗《あら》いながら、苦しい感情《かんじょう》も一緒《いっしょ》に流してもらいます。そして洗《あら》ってきれいになったタオルを、その人の好きな色に染《そ》めてもらうのです。

このワークは、言葉にできない感情《かんじょう》を「色」として表現《ひょうげん》し、「出して、流して、入れ替《か》える」というやり方です。

このように感情《かんじょう》を表現《ひょうげん》するワークを通して嫌《いや》な感情《かんじょう》や感覚《かんかく》を処理《しょり》すると、心が穏《おだ》やかになります。

◎感情《かんじょう》を外に出せるようになると、心が軽くなる

23 「自然」に触《ふ》れて、心のドアを開けよう

#リラックス効果《こうか》　#ストレス発散

クリニックに来る、敏感《びんかん》でとても疲《つか》れやすい子が、家族旅行で沖縄に行き、シュノーケリングに挑戦《ちょうせん》して初めて海にもぐったときの話をしてくれました。「海のなかは地上と違《ちが》ってとても静かで、魚たちの動きもゆったりしていてやすらぎを感じた。自分に合っているのは、海のなかみたいなところかもしれないと思った」この経験《けいけん》がきっかけとなって、この子は「水中カメラマンになりたい」という夢《ゆめ》をもつようになりました。

人は、「自然」に触《ふ》れると、開放感を感じ、リフレッシュできます。

海や山、森や川だけが「自然」なのではなく、動物や植物、人や物、宇宙《うちゅう》や先祖《せんぞ》、文学や映画《えいが》、そして何より自分の体も「自然」なのではないでしょうか。

空の変化を楽しむことだという人も、星や宇宙《うちゅう》に思いを馳《は》せることだという人もい

ます。動物と触《ふ》れあうことだという人もいるでしょう。植物を眺《なが》めたり育てたりすることだという人も、虫と過《す》ごすことが最高のやすらぎだという人もいるでしょう。

生きものを「世話する」「育てる」ことも、自然にかかわる時間です。

「この時間は自分にとって宝物《たからもの》」と思えるのは、どういう場面なのかを考えてみてください。それを知るためには、**いろいろな自然を体験してみることが大切**です。

アメリカの女性《じょせい》生物学者レイチェル・カーソンの書いた『センス・オブ・ワンダー』（新潮社《しんちょうしゃ》）という本があります。センス・オブ・ワンダーとは、**「神秘《しんぴ》さや不思議さに目を見はる感性《かんせい》」**のことだとレイチェルは書いています。子ども時代に「自然」とたくさんかかわって、そういう感性《かんせい》をみがいておくことが、人工的なものに夢中《むちゅう》になって生きるようになったときに「解毒剤《げどくざい》」になる、といっているのです。「自然」が疲《つか》れを癒《いや》してくれるのは、まさにストレスを流す解毒剤《げどくざい》のような効果《こうか》があるのだと思います。

◎「センス・オブ・ワンダー」をみがきましょう

24 「ゆらぎ」を見つめて心を落ちつけよう

#リラックス効果《こうか》　#ストレス発散

たき火やキャンドルの火を見ていると、心が落ちついた経験《けいけん》はありませんか？

「最近は、たき火の動画がとても人気があるんです」と教えてくれる人がいました。

たしかに、動画なら手間もかからずに、だれでもいつでもたき火気分を味わえます。

人はなぜ炎《ほのお》を見ると心が落ちついたり、癒《いや》されたりするのでしょう？

一説には、人類は「火をともす」ことで安心と安全を得《え》ることができたからではないか、といわれています。火をもつ以前には、われわれの祖先《そせん》の暮《く》らしには危険《きけん》がいっぱいありました。しかし、火がそばにあると、明るく照らしてくれて、暗闇《くらやみ》の恐怖《きょうふ》から逃《のが》れられる。獣《けもの》は火を恐《おそ》れるので近づいてこない。火があると、心も体も温められる。**火は、人類に安心と安全をもたらしてくれました。**

さらに、火でものを調理して食べることを考えるようになったことで、人類はどんどん進化をとげました。火は人類にとって、安心と安全をもたらし、さまざまな喜《よろこ》びを与《あた》えてくれるありがたいものだったわけです。そうした火に対する「畏敬《いけい》の念《ねん》」が、脳《のう》と体の奥底《おくそこ》に残っているのでしょう。

また、心地よさの理由は炎《ほのお》の「ゆらめき」にある、という説もあります。炎《ほのお》のゆらゆらした動きには、規則的《きそくてき》なリズムと規則性《きそくせい》のない動きとが絶妙《ぜつみょう》な具合でまじりあっています。こうした構造《こうぞう》をもつ光や音や振動《しんどう》などを、「1／fゆらぎ《エフぶんのいち》」と呼《よ》びます。**人間の体のなかにもこの「ゆらぎのリズム」があるため、共鳴して心地よく感じ、精神《せいしん》がやすらぐ**と考えられているのです。

1／f《エフぶんのいち》ゆらぎを感じているとき、脳《のう》からはリラックスしているときに出るα《アルファ》波が出ていることが確認《かくにん》されています。

火のゆれているところをぼ〜っと見ていたくなるのは、疲《つか》れた脳《のう》が求めていることなのかもしれません。頭の中がリセットされ、ストレスや疲労《ひろう》から解放《かいほう》される**無心になる時間をもつことは大事**です。

炎《ほのお》のゆらめきと同じように、じ〜っと見ていると不思議と心が落ちついてくるのが、クラゲの動き。クラゲは水族館の人気コーナーのひとつになっています。**クラゲの動きにも1／f《エフぶんのいち》ゆらぎがある**、と考えられています。

治験する人にストレスを与《あた》え、その後に遊泳するクラゲの映像《えいぞう》を見てもらって、ストレスが減《へ》っているかどうかを調べた研究では、実際《じっさい》にストレスが軽減《けいげん》したことがわかったそうです。**副交感神経《ふくこうかんしんけい》が優位《ゆうい》になることも明らかになった**といいます。

ただし、もともとクラゲが嫌《きら》いだという人には、この効果《こうか》が出ないのだそうです。だれもが同じものでやすらぐわけではなくて、何がストレス解消《かいしょう》の種になるかは人それぞれだということがわかります。自分を穏《おだ》やかにしてくれるものはどんなものか、知っておくといいですね。

自然界には、1／f《エフぶんのいち》ゆらぎのリズムをもつものがほかにもいろいろあります。たとえば、ホタルの光のリズム、川のせせらぎ、鳥のさえずり、虫の音、打ち寄《よ》せる波音、滝《たき》の落ちる音、雨音などがそうだといわれています。

◎「ゆらめくもの」の1／f《エフぶんのいち》ゆらぎを味わおう

25 「感動を味わう体験」をして心を豊《ゆた》かにしよう

#リラックス効果《こうか》　#ストレス発散

「感動を味わう」ことも、心の安定につながると思います。

オーロラの撮影《さつえい》をする写真家の人の話を聞いたことがあります。いつ、どんな色の、どんな形のオーロラに出合えるかもまったくわからない。寒いところでずっと待つので、カメラが凍結《とうけつ》してしまうこともある。思うようにならないことだらけだとか。それだけに、みごとなオーロラに出合えて写真を撮《と》れたときの喜《よろこ》び、感動はものすごく大きいというのです。

人間の理解《りかい》を超《こ》えたものごとのことを、よく「人知を超《こ》えた」といいますが、まさに**人知を超《こ》えた神秘《しんぴ》を目《ま》の当たりにすると、自然に対する「畏敬《いけい》の念」をいだかずにはいられない**そうです。

畏敬《いけい》の念というのは、大いなる力に触《ふ》れ、それをおそれ、うやまう気持ちです。

雄大《ゆうだい》な風景や美しい自然現象《げんしょう》を見ると、深く感動して、心がゆさぶられるような感覚になることがありますね。圧倒《あっとう》されて、「すごい」の言葉しか出てこなかったり、なぜか涙《なみだ》があふれてきたりします。

畏敬《いけい》の念に心打たれると、人間は「自分」にこだわる気持ちが弱まります。大いなるものに触《ふ》れて、自己意識《じこいしき》が小さくなるのです。

自分という存在《そんざい》をとても小さく感じるようになるのですが、それが「小さくて力のないもの、どうしようもないもの」のように自己否定《じこひてい》に向かうのではなく、「この小さな自分も、大きな存在《そんざい》の一部である」という意識《いしき》がもてるようになって、不安が減《へ》り、心が満たされるようになるのです。

自分のことにとらわれて心が内向きになっていると、主観ばかりがふくらんで自己《じこ》肥大《ひだい》していきます。畏敬《いけい》という感情《かんじょう》は、その狭《せま》い世界から外に連れ出してくれて、心にたまったものを洗《あら》い流してくれるような効果《こうか》があるのです。それによって、自分を客観的に見つめ、すべてをゆるし、受け入れることができるようになるのです。

自然以外でも、心をゆさぶられるようなすごい感動を与《あた》えてくれるものがあります。

古代遺跡《いせき》には「いったいどうやって作ったんだろう?」と驚《おどろ》かされるような建造物《けんぞうぶつ》がいろいろあります。古代の人々の英知に思いを馳《は》せると、感動がわいてきます。

すばらしい芸術《げいじゅつ》作品に触《ふ》れたときにも、やはり心をゆさぶられる感動があります。

画期的な発明や発見をした人、限界《げんかい》を超《こ》えた努力や挑戦《ちょうせん》をしている人の姿《すがた》にも、「なんでこんなすごいことができるんだろう」と強く感銘《かんめい》を受けます。

思いもよらぬ人知を超《こ》えたものに触《ふ》れることで、自分のなかの負の思い込みが解消《かいしょう》して、心のフタが開くのです。

◎畏敬《いけい》の念がわいてくるようなすごいものに触《ふ》れに出かけましょう

26 「がんばりすぎる」を卒業しよう

#感情《かんじょう》の整理　#もののとらえ方を変える

ストレスとは、ストレス刺激《しげき》を受けたときに体に生じる緊張状態《きんちょうじょうたい》、つまり交感神経《こうかんしんけい》の高ぶりのことです。

ストレスは、不快《ふかい》なものだという印象《いんしょう》が強いかもしれませんが、けっして悪いばかりではありません。適度《てきど》な刺激《しげき》があることで緊張感《きんちょうかん》が高まり、やる気を出してがんばったり、いい結果を出したりすることができるのです。

もし定期テストも入試もなかったら、本気で勉強する気になるでしょうか？ 部活だってそうです。試合やコンクールがあるから励《はげ》みになる。目標がなければ、張《は》り合いがわかなくて、やりがいを感じられないでしょう。

適度《てきど》のストレスを感じることが、生活にメリハリをつけ、前向きに生きていくパワーになるのです。ですから、ストレスをあまり否定的《ひていてき》なものとばかり考えず、長く続かないストレスは必要、と考えるほうがいいです。耐《た》えがたく慢性《まんせい》のストレスが危険《きけん》なのです。

毎日、「いいこと」も「イヤなこと」もたくさんあります。イヤなこと、つらいことばかりではなく、好きなこと、楽しいことをしても、体ではアドレナリンがたくさん出され、交感神経《こうかんしんけい》が高ぶり、ストレスになります。

そのため、好きなこともイヤなことも、楽しいこともつらいことも、度を過《す》ぎず、長く続けないこと。そして、ゆらぎながらやっていくことが必要です。

ストレスは外にあるものではなく、体が反応《はんのう》して作られるものです。体はこれまでの体験や記憶《きおく》から予想して、反応《はんのう》の強さを無意識《むいしき》に決めているのです。

でも、ストレス反応《はんのう》は意識《いしき》することで変えることができます。

受けとめ方を変え、マイナス要素《ようそ》としてため込《こ》まず、上手に流すのがコツです。

無理して、「イヤなこと」にも耐《た》え続けなければいけない、と考えるのではなくて、**「イヤなこと、困《こま》ること」もあるけれど、「いいこと、為《ため》になること」もあると考えてみる**のです。

敏感《びんかん》さん、繊細《せんさい》さんのなかには、まじめで責任感《せきにんかん》が強く、がんばりすぎてしまうタイプの人がよく見受けられます。激《はげ》しい疲労感《ひろうかん》をはじめ、体調不良がいろいろあって苦しい状態《じょうたい》になっていても、相手のことを先に考えて我慢《がまん》してしまいます。

「人に迷惑《めいわく》をかけたくない」「私《わたし》が頑張《がんば》らなくちゃ」「私《わたし》が我慢《がまん》すればすむ」という思いが強すぎるために、**無意識《むいしき》に長期間のストレス反応《はんのう》を貯《た》めこんでしまい、体や脳《のう》の慢性炎症《まんせいえんしょう》を起こしてしまう**のです。

がんばりすぎ、我慢《がまん》しすぎ、そして完璧《かんぺき》にできないと自分自身を責《せ》めて、自己否定《じこひてい》しすぎる——。こういう心のクセを身につけている人は、交感神経《こうかんしんけい》が常《つね》に高ぶった状態《じょうたい》となり、高止まりしてしまいます。そのままだと、たとえ少し回復《かいふく》してきたとしても、また同じようにがんばりすぎ、我慢《がまん》しすぎて、乱交下《らんこうげ》してしまいます。

ですから、**体をリラックスさせる方法を考えるとともに、「○○しすぎる」自分の心のクセも変えていく必要**があります。

◎「○○しすぎる」心のクセを手放してはどうですか

27 「ものづくり」で無心になれる時間を作ろう

#リラックス効果《こうか》　#ストレス発散

躁鬱病《そううつびょう》であることを公表している坂口恭平《さかぐちきょうへい》さんが、『躁鬱《そううつ》大学　気分の波で悩《なや》んでいるのは、あなただけではありません』（新潮社《しんちょうしゃ》）という本のなかで、「最近は絵を描《か》くことを一日も休んでいない、創《つく》ることを一切止めていない、多少きつくても体を動かす、手を動かすことを身につけることによって、鬱《うつ》という呪縛《じゅばく》が解《と》けている」ということを語っています。「そのせいか、鬱《うつ》の再発《さいはつ》が起きない日数が記録更新《こうしん》している」とありました。この「**多少きつくても体を動かす、手を動かす**」という出力の習慣《しゅうかん》は、とても大切なことだと思います。

躁鬱病《そううつびょう》というほどではなくても、人にはだれしも気分や調子に波があります。体調のいい日とよくない日があるように、気分が軽やかでポジティブになれる日もあれば、落ち込《こ》んでネガティブなことばかり考えてしまう日もあります。ネガティブ気分が全開の日は、疲《つか》れも激《はげ》しいと思うのです。

そうした疲《つか》れは、横になって休んでも癒《い》えません。体は休んでいても、過去《かこ》や未来を考えたり、まわりの人のことを気にしたり、自分を責《せ》めたり、脳《のう》は常《つね》にフル回転なのです。

ではどうするのがいいかというと、**考えてばかりをやめて、話す、作る、書く、描《か》く、行う、運動する、など出力する**ことです。意図的に出力することによって、脳《のう》と体のつながりがよくなり、入力もスムーズになってきます。

坂口さんの場合は、それが絵を描《か》くことだったり、楽器を弾《ひ》いたり、畑で野菜を作ることだったりするのでしょう。毎日そういう時間をもつことで、交感神経《こうかんしんけい》の高ぶりを下げることができているのではないでしょうか。

脳がグルグルして忙しい人、疲《つか》れがとれない人、交感神経《こうかんしんけい》がずっと過緊張《かきんちょう》になっている人は、そういう〝没頭《ぼっとう》できる好きなこと〟に取り組むといいと思います。

じつは、それが「遊ぶ」ということです。

人が緊張状態《きんちょうじょうたい》から解放《かいほう》されるのは、安心・安全や秘密《ひみつ》が保《たも》たれたなかで、自由に自発的に創造的《そうぞうてき》に遊んでいられるときなのです。現実《げんじつ》でもゲームの仮想《かそう》の世界でもいいと思いますが、勝ち負けがあったり、比《くら》べられたり評価《ひょうか》されたり、否定《ひてい》されるようなら開放的な遊びとはいえません。だれかとやるのであれば、何があっても「いいね」と笑い合える関係が必要です。

私《わたし》のクリニックでは、みんなが好きな花を1本だけ生けて鑑賞《かんしょう》する「お花の会」というのをやっています。気に入った花を1本選び、どう生けると花も自分も喜《よろこ》ぶのか、思いを込《こ》めて、一輪ざしの花を生けます。一人ひとりの個性《こせい》が出され、お互《たが》い認《みと》め合います。そういう思いのままに美を楽しむ場が、**自律神経《じりつしんけい》を穏《おだ》やかに整える**のです。

アートでも音楽でも、スポーツでもゲームでもいいと思います。人にどう評価《ひょうか》されるかなんて気にすることなく、自分がやりたくてやっていると、気持ちがスッキリして、楽しくてワクワクして、喜《よろこ》びを感じられます。そういう癒《いや》しの時間をぜひ作ってみてください。

◎没頭《ぼっとう》して何かをつくり出すことが、心を整えてくれます

付録

～子どもの「体調不良と不登校」に悩《なや》む
大人のみなさんへ～

Q1 子どもが「学校に行きたくない」と言ったとき、親としてどんな言葉をかけたらいいのでしょうか？

子どもの頃は、自分の体の具合の悪さに気づくことはできても、その原因を探ったり、気持ちを言葉にしたりすることは難しいものです。「何かモヤモヤする」「ムシャクシャする」「だるい」と表現することはできても、それが不安や焦りからくる怒りや不調だとはわからずにいます。

また、それが両親や親族間の不和やいじめ、叱責、過去のつらい体験や勉強のわからなさに起因しているなど、想像すら難しいかもしれません。一つや二つ原因が思い浮かんだとしても、それだけが関係しているとは限らないのです。

ですから、子どもが「学校に行きたくない」と言う背景には、必ず子ども本人にも自覚できないさまざまな素因、要因、原因、誘因があります。本人の感じ方、考え方を否定しないで、じっくり聞いてあげてください。

親から頭ごなしに「そんなこと言ってないで、早くご飯食べなさい」などと言われると、「自分の主張に耳を傾けてもらえない」「言っても無駄だ」と思い、心を閉ざしてしまうようになります。

「学校に行きたくない」と言ったら、「そうなんだ、行きたくないんだね。だったら、今日は休もうか」と言って、ひとまず「今日は行かなくてもいい」ことを伝えるのがいいでしょう。

体調不良が原因であれば、「体がSOSを出しているんだね。そういうときは休んでいいんだよ」と言ってあげるのがいいと思います。

勉強や人間関係などの悩みで行きたくないと言っている場合も、「一時的に休んでみよう」というかたちの助言がいいのではないでしょうか。

「学校に行かなくてもいい」ことを親に認めてもらうと、子どもは「ほっとする」こともありますが、その一方で、「学校に行けない自分」に対して自分を責めたり、罪悪感をもったりしてしまうこともあります。「自分を責めなくていい」ことや「自分の心身を守るためには休むことも大事だからね」といった言葉をかけ、不安に揺れる気持ちに安心感を与えてあげることが大切です。

Q2 最近、うちに帰ってくるといつも不機嫌で、ごろごろ寝てばかりいます。以前は明るく活発な子だったのですが、何が起きているのでしょうか？

不登校になる前段階として、疲れや不調が重なってやたらと不機嫌になる、学校から帰ってくるとごろごろ寝てばかりいる、といった状況が見られることがあります。

それまでは素直で明るかった子が、急に無口になったり、ずっと不機嫌そうな顔をするようになったりするのは、親への不平不満の表れ、反抗期的な態度ということもありますが、それ以外に「心身の疲れや不調が原因」ということもあるのです。

すぐ横になりたがるのは、学校生活でよほど疲れているからでしょう。毎日の疲れが解消されずに、疲れが慢性的に蓄積されている可能性が高いといえるでしょう。

子どもは10歳前後からホルモンの分泌が盛んになり、体だけではなく、脳も急速に変化しはじめます。それまでは自分中心の世界にいて、主観的にしか物事をくみ取れなかったのが、相手の立場に立ったり、客観的に判断したりすることができるようになります。けれども、自分の心や体の状態を的確に言葉にして伝えることはまだうまくできません。

たとえば、倦怠感、脱力感が激しい場合、大人であればそれを心や体の疲れからくるものだと自覚できます。しかし子どもの場合、「イライラする」「モヤモヤする」「だるい」などの身体症状として表現することはありますが、それが「疲れているからだ」ということと結びつけてとらえられないため、不機嫌な態度というかたちで出すことしかできないことが多いのです。

本編で述べたように、慢性の疲労状態が続くと、脳の慢性炎症によって不調の兆しがいろいろ出てきます。とくに、ブレインフォグ（頭に霧がかかったようにぼ〜っとする状態）のような症状が出ると、思考力、記憶力、判断力が働かなくなり、勉強がまったく手につかない状態になり、成績も落ちてきます。

しかし子ども自身は、脳の慢性炎症により脳の機能が低下していることが原因であるとはわかっていませんから、「やる気や集中力が出ない」ことや「授業についていけなくなっている」ことに、言いようのない不安やいらだちを感じていることが多いと思われます。それが不機嫌さとして表れている可能性もあります。

「なんとなく」と表現される多様で、ハッキリしない、原因もつかめない慢性疲労の諸症状が表れていないかに注意してあげてください。

スマホやゲームなど、長時間デジタル機器を扱いつづけていないかにも気をつけたほうがいいでしょう。体を動かさず、頭ばかり使っている状態では、ますます脳が興奮してしまいます。

「具合が悪いのは脳の疲れかもしれないよ」と話して、デジタル機器から離れる時間を設ける話し合いをしたり、適度な運動をして発散することを勧めてみましょう。

また、不快な気分やだるさなどの原因が、体や脳の不調と関係していることを教えてあげることも必要だと思います。

体や脳の慢性炎症は免疫性の炎症なので、免疫細胞の7割が存在する腸の健康状態に大きく影響されます。悪玉菌の餌となる糖質や、アレルギー反応を起こす小麦や乳製品の摂り過ぎで腸に炎症を起こしていないか、食事内容や便通に常に気をつけておく必要があります。

慢性疲労には、睡眠、食事、運動のほか、リラックスしてストレス状態から解放される時間も大切です。一緒に自然の豊かなところに出かけるなどして、非日常的な時間を過ごすことも生活にメリハリをもたらす効果があります。

Q3

中学生の子どもが朝起きられなくなり、病院に行きましたが、納得のいく診断や説明ではありませんでした。その後、いくつかの病院、クリニックに行きましたが、医師によって病名も治療法も異なり、どの先生の言うことを信じたらいいかわからなくなって困っています。どうしてこんなに言うことが違うのか、釈然としません。

原因のはっきりしない慢性機能性疾患の場合、診断がつかないこと、根本的な治療にたどり着けないことが少なくありません。

検査では異常がなく、はっきりとした診断や説明がなかった、別の診療科に行くことを勧められた、別の科を受診しても同じだった、心の問題であり治療法はないと言われた、提示された治療法が体調に合わなかったなど、さまざまな理由で医療機関を転々とするようになることがしばしばあります。

受診先ごとに異なる診断、異なる病名を告げられて、何を信じてどうするのがいいのかわからなくなってしまう、といったことが確かに起こりがちなのです。

西洋医学に基づいて発展した現代医療は、臓器や器官、症状や症候（症状＝サイン

〔sign〕、症候＝兆し〔symptoms〕）ごとに領域が分かれ、その範囲内で疾患を専門的に診るシステムになっています。診療科によって医師が着目する視点や診断名が違いますから、受診する科が違えば、診断や病名も異なったりしがちです。

とくに、急速に症状が出るようになり、はっきりと変化が確認できる急性器質的疾患と違い、体の自動調節機能が乱れて発症し、検査しても病気の原因がわからない慢性機能的疾患は、明確な病名がつきにくいという特徴があります。時間の経過とともに症状（体に表れる反応）が変わり、病状（体に表れた反応に対し、根本的な病気がどのような状態にあるか）が変化しやすいこともあって、病名を特定するのが難しいのです。

西洋医学では各科、各疾患ごとに「診断基準」が設けられ、その病気の症状がいろいろ列挙されていて、そのうち何項目以上満たしているようであれば、その病気と診断してよい、という操作的診断基準が確立しているのです。

しかし、臨床で常に感じているのは、表に現れた症状や検査での異常がない「主観的で、感覚的な症状」は無視される傾向にあり、育ちにさかのぼっての要因や原因まては追求されないということです。さらに、診断基準に満たない状態を軽く診られたり、体と脳を結びつけて考えたり、免疫性の慢性炎症という視点で診られることはないことです。基準にあてはまるかどうかばかりを意識すると、症状や症候があるのに診断がつかない場合があり、その患者さんが困っていることに対応できないという事態になりかねないのです。

ですから、診断基準は医師にとって診断の指標になるものではありますが、治療やケアのためには、診断基準にとらわれすぎないことも必要になります。

病因と症状の関係は1対1ではなく、あるひとつの原因からさまざまな結果が生じることもありますし、逆に、あるひとつの結果がさまざまな原因から生じることもあります。ひとつの原因から急性の症状が出る場合は因果関係がはっきりしますが、慢性の症状が出ている場合の原因はさまざまですし、症状も変化してつかみにくいことが多いです。

そのため、同じ病名がつけられても同じ病態とは限らず、同じ治療法が適しているわけではありません。

診療の際に会話をしていて「この先生の説明はとてもよくわかる」「この先生は信頼できる」と感じる医者とめぐり合えることが治療やケアの第一歩です。自分の苦痛や悩みにきちんと耳を傾けてくれ、理解されることだけでも相当嬉しいことですし、さらに具体的な対処方法まで教えてもらえたら、それだけでも半分治った気持ちになるものです。

症状だけを診て、その症状を和らげるための対症療法的治療法を勧める医者よりも、検査だけに頼らず、患者さんの話をしっかりと聞いて、病気の根っこにある問題にアプローチしようとする医者に出会うと、患者さんとご家族にとって先が明るく見えてくるのではないかと思います。

Q4

子どもが不登校になってしまったのは、家庭環境に問題があったからだと思っています。あまり頼りにならない親ですが、できることはありますか？

子どもは、生まれ持った環境（知能・血筋・地域）を自力で変えることはできません。そんななかで、夢や希望を持てずに、自分の人生をあきらめてしまう子もいます。

でも、どんな環境に生まれても、それに縛られることなく自分の可能性を引き出して生きてほしいですね。

その子が「何を感じているのか」「どうしたいのか」「どう思うのか」、潜んでいる思いを常に問うて周囲の大人が引き出してあげる必要があります。

まず考えたいのは、今の家庭が子どもがフタをしてためているマイナス感情を吐き出せる場所であるかどうか。その子の安全が確保され、安心を感じることのできる場所であるかどうか、です。

まずは家庭が安心・安全で遊べる場であることが大切なのですが、それが難しい状況であったら、家庭の外に、自由に自分を表現できる「発散の場」を用意してあげることです。学校以外の楽しめる場所を探してあげること。イヤなことや困ることのない環境で、無理なく、自由にふるまえる場所を探してあげることです。

そのためには、「自分のことをわかってくれる」「自分のことを尊重してくれる」「自分のことを安心して話せる」「自分の失敗を許してもらえる」「この人は味方だと思える」安心・安全な存在が必要です。

そのような指導者のいる児童デイケアやフリースクールやネットスクールなどに行

くことができれば、これまでだれにも言えなかった本音が出せ、フタをしていた本心が出てくるようになることでしょう。

また、そういう場で自分と似た状態だったり、似た体験をしてきたりする子と知り合えると、「悩んでいるのは自分だけではない」ことを身近に感じることができ、自分を責めたり否定したりしないで済むようになります。

地域によっては、そのような場を探すことが難しいかもしれません。そのとき子どもは、SNSに癒しの場を求め、仲間を見つけようとするでしょうが、SNS上には悩む子どもたちを標的にした悪質なワナも多いので危険がいっぱいです。子どもを守るために、SNSの使用には条件やルールを設け、親が閲覧できるようあらかじめ対策をとりましょう。

子どもが安心・安全を感じられる環境を探すことは、親として大切な役割ですが、親が無理に押しつけてはいけません。子どもと一緒に行ってみて、子どもに経験させてみて、子ども自身に決めさせてください。親の役割は、あくまで情報提供にして、子どもの思いを常に問うてください。「自分で決めて、自分で生きる」ことを教えてあげてください。

Q5
子どもの不登校状態が1年以上続いています。最初は一時的なものだろうと思っていましたが、こう長引くと、将来のことが心配になってきました。へたに口出しをすると逆効果になる気もしていますが、どうしていったらいいですか？

不登校状態が長引くことで、子どもの将来への不安が高まっていく親御さんも少なくありません。「このまま、本格的な不登校状態になったらどうなってしまうんだろう？」「勉強の遅れはどうなる？」「進学はどうしたら？」「将来、社会に出られるようになる？」……親としては心配で仕方ないでしょう。

子どものことがとても心配であると同時に、子どもが〝普通路線〟から外れてしまうことへの不安もあるのではないでしょうか。

不登校やひきこもりを、子どもの人生にとってネガティブなものだと捉えなくていいのです。「行かない」ことは、本人にとって生きるための自己防衛、適応手段なのです。体や脳がさまざまな症状を出して、本人や家族に知らせてくれているのです。なので、それに反して無理して行かせようとすると、自分や家族を攻撃するか、心にフタをして、うつや不安や解離を起こすか、依存症や強迫症に避難するかしかねません。

他の子どもと同じ路線を歩まなくても、その子の生きる価値や意味は変わりません。親がそういう姿勢であることは子どもにも伝わり、生きる支えになります。

いま時代が大きく変わろうとしています。学びの場も、人生の選択肢もとても多様になってきています。「子どもにとって生きやすく、自分を大切に思える人生はどんな人生なのか」親の世代の価値観や常識を押しつけることなく、親子一緒に考えていくことが大切だと思います。

おわりに

「人は体の中に100人の名医をもっている」
「その100人の名医とは自然治癒力《ちゆりょく》である。病気は人間が自らの力をもって自然に治すものであり、医者はこれを手助けするものである」

これは、「医学の父」と呼《よ》ばれている古代ギリシアの医師《いし》ヒポクラテスの言葉です。ヒポクラテスは医学を科学へと導《みちび》いた祖《そ》であり、医師《いし》としての倫理《りんり》や精神《せいしん》は今日でも世界中の医学教育で語り継《つ》がれている存在《そんざい》です。

ヒポクラテスはまた、**「心に起きることはすべて体に影響《えいきょう》し、体に起きることもまた心に影響《えいきょう》する」**と述《の》べ、心と体が密接《みっせつ》につながっていることを指摘《してき》しています。

私《わたし》たちの「カラダ」は、「脳《のう》」と「心」と「体」と「食」と「魂《たましい》」のつながりと相《そう》互《ご》作用で成り立っていて、体の中では細胞《さいぼう》単位でたえず情報交換《じょうほうこうかん》をしています。「カラダ」は物質《ぶっしつ》（肉体）であると同時に波動（エネルギー体）でもあり、人の意思や想

念が経絡《けいらく》（氣《き》の流れ）や生体マトリックスを通して細胞《さいぼう》や遺伝子《いでんし》と情報交換《じょうほうこうかん》していま
す。

生体マトリックスとは、体のあらゆる情報《じょうほう》を伝達する構造体《こうぞうたい》であり、体の恒常性《こうじょうせい》
（ホメオスタシス）を保《たも》つために必要な原理そのものであり、これらの情報交換《じょうほうこうかん》が
「カラダ」の健康を維持《いじ》しているのです。

なぜ原因《げんいん》不明の体調不良が続くのか。それは本来、体に備《そな》わっている自己《じこ》調節機能《きのう》
（自然治癒力《ちゆりょく》）が崩《くず》れてしまっているからです。

原因《げんいん》は複雑《ふくざつ》であり、生まれ持った気質《きしつ》や意思、体内や生育での化学物質《ぶっしつ》の暴露《ばくろ》、育
ちにおける心的外傷《がいしょう》、食生活や生活習慣《しゅうかん》の乱《みだ》れ、物理的・科学的・心理的な環境《かんきょう》スト
レス、神経《しんけい》発達特性《とくせい》や感覚過敏性《かびんせい》、免疫異常《めんえきいじょう》やアレルギー、感染症《かんせんしょう》や外傷《がいしょう》などさまざ
まな要因《よういん》が絡《から》んでいます。

その結果、体の慢性炎症《まんせいえんしょう》が脳《のう》に波及《はきゅう》して、自動調節機能《きのう》の司令塔《しれいとう》である脳室周囲器《のうしつしゅうい》
官に免疫性《めんえきせい》の慢性炎症《まんせいえんしょう》を起こし、自律神経系《じりつしんけいけい》や内分泌系《ないぶんぴつけい》、免疫系《めんえきけい》や循環系《じゅんかんけい》、基礎代謝《きそたいしゃ》

や筋膜系《きんまくけい》などの自然な働きを乱《みだ》します。それが慢性機能性疾患《まんせいきのうせいしっかん》の病態《びょうたい》なのです。

この治療《ちりょう》には、物理的・化学的・心理的に「カラダ」に毒《どく》となるようなストレス刺《し》激《げき》を可能《かのう》な限《かぎ》り避《さ》け、体に蓄積《ちくせき》した毒《どく》を分解《ぶんかい》・解毒《げどく》・排泄《はいせつ》する習慣《しゅうかん》を身につけ、体に必要な徳（栄養素《えいようそ》）を入れることです。そうすることで、カラダの自動調節機能《きのう》を取り戻《もど》し、免疫《めんえき》システムを正常化《せいじょうか》して、体と脳《のう》の慢性炎症《まんせいえんしょう》を治めなければいけません。

医師《いし》が行う薬物治療《ちりょう》の多くは、病気の症状《しょうじょう》や伸展《しんてん》を抑《おさ》え、合併症《がっぺいしょう》を防《ふせ》ぐ対症療法《たいしょうりょうほう》にとどまり、病態《びょうたい》に根ざした根本治療《ちりょう》ではないのです。人生や生命、環境《かんきょう》や食生活の習慣《しゅうかん》、生き方や働き方などを患者《かんじゃ》の身になって問い直すような助言などないのです。

長く精神科医療《せいしんかいりょう》や心理治療《ちりょう》に関わってきて、生まれる前や生まれた後に身につけた負の思い込《こ》み（スティグマ）が、その人の病気や人生をいかに支配《しはい》しているかを見せられてきました。その意味で、「目に見える毒《どく》」と同じように「目に見えない毒《どく》」も、カラダに入らないように回避《かいひ》したり解毒《げどく》したり排泄《はいせつ》することも大切だと考えています。

最後に、この本の企画《きかく》をこころよく受けてくださり、1年半もの長きに渡《わた》って、度重なる内容《ないよう》や文章の書き直しにも嫌《いや》な顔せず受け入れてくださった誠文堂新光社《せいぶんどうしんこうしゃ》の青《あお》木耕太郎《きこうたろう》編集長《へんしゅうちょう》はじめ、阿部久美子《あべくみこ》さん、大島永理乃《おおしまえりの》さん、荒木香樹《あらきこうき》さん、菊池祐《きくちゆう》さん、ふすいさん、徳永明子《とくながあきこ》さんに心より感謝申《かんしゃもう》し上げます。

２０２３年５月

長沼睦雄《ながぬまむつお》

参考資料

『子宮頸がんワクチン問題　社会・法・科学』（メアリー・ホーランド、キム・M・ローゼンバーグ、アイリーン・イオリオ著　別府宏圀監訳　みすず書房　2021年）

『ストレス脳』（アンデシュ・ハンセン著　久山葉子訳　新潮新書　2022年）

『小さな町の精神科の名医が教える　メンタルを強くする食習慣』（飯塚浩著　アチーブメント出版　2022年）

『日経サイエンス』（2021年7月号「機能性神経症状症」）

『日経サイエンス』（2022年11月号「コロナ後遺症」）

『フローチャート　コロナ後遺症 漢方薬』（髙尾昌樹監修　新見正則・和田健太朗著　新興医学出版社　2022年）

『疲れがとれない原因は副腎が9割』（御川安仁著　フォレスト出版　2020年）

『総合診療』（2020年7月号「その倦怠感、単なる疲れじゃないですよ！　筋痛性脳髄膜炎／慢性疲労症候群とミミック」　医学書院）

『人体 神秘の巨大ネットワーク　臓器たちは語り合う』（丸山優二　NHKスペシャル「人体」取材班著　NHK出版　2019年）

『機能性医学入門　慢性疾患の予防と治療』（ジェフリー・S・ブランド著　柳澤厚生総監訳　アチーブメント出版　2021年）

『ある日突然、慢性疲労症候群になりました。』（ゆらり著　倉恒弘彦監修　合同出版　2019年）

『最高の体調』（鈴木祐著　クロスメディア・パブリッシング　2018年）

『「ポリヴェーガル理論」を読む　からだ・こころ・社会』（津田真人著　星和書店　2019年）

『「いごこち」神経系アプローチ』（浅井咲子著　梨の木舎　2021年）

『「安心のタネ」の育て方』（浅井咲子著　大和出版　2021年）

『躁鬱大学　気分の波で悩んでいるのは、あなただけではありません』（坂口恭平著　新潮社　2021年）

『PRESIDENT』（2021年7月30日号「睡眠革命」）

『ME／CFS（筋痛性脳脊髄炎／慢性疲労症候群）療養生活の手引き』（CFS（慢性疲労症候群）支援ネットワーク　2021年）

『手の治癒力』（山口創著　草思社文庫　2018年、単行本刊行は2012年）

『皮膚はいつもあなたを守ってる　不安とストレスを軽くする「セルフタッチ」の力』（山口創著　草思社　２０２１年）
『「うつ」は炎症で起きる』（エドワード・ブルモア著　藤井良江訳　草思社文庫　２０２０年、単行本刊行は２０１９年）
『免疫力が10割　腸内環境と自律神経を整えれば病気知らず』（小林弘幸著　玉谷卓也監修　プレジデント社　２０２０年）
『センス・オブ・ワンダー』（レイチェル・カーソン著　上遠恵子訳　新潮文庫　２０２１年）
『「小食・不食・快食」の時代へ　「食のとらわれ」から自由になる方法（はせくらみゆき・鳴海周平著　ワニブックス｜ＰＬＵＳ｜新書　２０１５年）
『新型コロナ ワクチン後遺症の早期改善が叶う 薬物を用いない治療方法』（高橋嗣明著　創藝社　２０２２年）
『ワクチン後遺症社会の到来』（福田克彦著　ヒカルランド　２０２３年）

長沼睦雄（ながぬま・むつお）

十勝むつみのクリニック院長。1956年山梨県甲府市生まれ。北海道大学医学部卒業後、脳外科研修を経て神経内科を専攻し、日本神経学会認定医の資格を取得。北海道大学大学院にて神経生化学の基礎研究を修了後、障害児医療分野に転向。北海道立札幌療育センターにて14年間児童精神科医として勤務。平成20年より北海道立緑ヶ丘病院精神科に転勤し児童と大人の診療を行ったのち、平成28年に十勝むつみのクリニックを帯広にて開院。HSC/HSP、神経発達症、発達性トラウマ、アダルトチルドレン、慢性疲労症候群などの診断治療に専念し「脳と心と体と食と魂」「見えるものと見えないもの」のつながりを考慮した総合《そうごう》医療を目指している。

10代《だい》のための疲《つか》れた体《からだ》がラクになる本《ほん》

「朝起《あさお》きられない」「集中《しゅうちゅう》できない」「やる気《き》が出《で》ない」自分《じぶん》を救《すく》う方法《ほうほう》

2023年7月20日　発　行　　NDC140

著　　者　長沼睦雄《ながぬまむつお》
発 行 者　小川雄一
発 行 所　株式会社 誠文堂新光社
〒113-0033 東京都文京区本郷3-3-11
電話 03-5800-5780
https://www.seibundo-shinkosha.net/
印 刷 所　広研印刷 株式会社
製 本 所　和光堂 株式会社

ISBN978-4-416-52302-5